看见她们
ADHD女性的困境

[瑞典]洛塔·博里·斯科格隆（Lotta Borg Skoglund）著
杨军洁 译
青衫 审校

华夏出版社
HUAXIA PUBLISHING HOUSE

ADHD Girls to Women
Getting on the Radar

序 一

我是一名临床心理学家，我的职业生涯开始于 1993 年。当时，我在伦敦大学国王学院精神医学、心理学和神经科学研究所（Institute of Psychiatry, Psychology and Neuroscience, King's College London）攻读博士学位，我的研究方向是注意缺陷多动障碍（Attention Deficit Hyperactivity Disorder，ADHD）和孤独症。在我读博期间，我进行了一项为期八年的社区随访研究。我的研究对象是一群 7 岁的女孩，她们中有的之前就表现出了 ADHD 的特质，还有的出现了行为问题，另有一些女孩则表现正常。我的调研课题是那些长期有 ADHD[①] 的女孩会变成什么样（当时人们

[①] 译注：作者在书中呈现的一个核心观点是，由于 ADHD 女性常常不表现出外在的多动症状，因此往往容易被他人所忽视而导致延误诊断和治疗，并且这种现象的出现也与我们对 ADHD 的不当理解有关。出于这一考虑，本译本保留"ADHD"或"注意缺陷多动障碍"的表述，而不将"ADHD"翻译为"多动症"。另外，作者在书中既使用了"ADHD patients"（"ADHD 患者"），又使用了"people with ADHD"（"与 ADHD 共存者"或"ADHD 群体"），作者对这两种表述并无展现出任何偏好，并且作者也认为 ADHD 是一种真实存在的障碍。因此，出于保证译文顺畅的考虑，本译本将这类表述统一处理为"ADHD 人士"或"有 ADHD"。

还称这些孩子是"多动症女孩")。当这些女孩成长到十五六岁的时候，我去到她们的家中进行回访。当时我还怀着孕，我记得我刚好在最后的紧要关头完成了所有访谈——我开展的最后一次访谈正好在我的预产期内！

我清楚地记得那些女孩。有一个女孩怀孕了，她没有自己的房间，只能和妈妈挤在一张床上。有几个女孩跟我谈到了她们有过自杀的想法，有的甚至尝试过自杀和自残；还有一个女孩向我透露，她在我采访她的前一天，冲动地服用了大量的对乙酰氨基酚，以试图结束自己的生命。许多女孩谈到了自己情绪失调的经历；还有的女孩有暴力倾向，我记得有一个女孩直接向我掏出了她藏在椅子下的一把刀，她说这是"以防万一"。她们经常在学校里惹麻烦，被老师留堂，还有许多人逃学。她们在学业上的表现不佳。有两个女孩没有参加毕业考试就离开了学校，所以她们没有中学文凭；其中一个人在零售行业找到了一份工作，但是几天之后就被解雇了。她们与同龄人之间的关系也支离破碎；她们还描述了被社会孤立的感觉。几乎所有人都缺乏社交网络，无法获得朋友的支持；她们也找不到任何人能讨论自己的问题，或者分享自己的秘密。有些女孩和家人保持了良好的关系，但有些女孩则不然。显然，她们缺乏有效的应对策略，所以当她们面临困难和麻烦时，她们会像这个年龄的许多青少年一样，迷失前进的方向。她们只能过一天算一天，无法考虑未来的情况，她们就好像风中的树叶。

我永远不会忘记那些女孩们。现如今，她们大概已经45岁了，而我常常想知道，这些女孩们后来怎么样了。这本书给了我答案——洛塔·斯科格隆实现了她的目标，即"描述作为一名女性，在人生的不同阶段与 ADHD 共处，是一种什么样的经历"。不幸的是，我们知道，在很长一段时间以来，我们往往看不到那些有 ADHD 的未成年女孩和成年女性，她们完全"不知所踪"。这是因为她们并不像那些"闹腾的男孩"具有 ADHD 典型表现，这导致她们作为 ADHD 人士的身份无法得到识别。她们是一个隐形的群体，独自奋斗，在生活中踽踽独行，感受到越来越多的痛苦、失望、挫折和绝望。有些人声称，ADHD 是他们的"超能力"，持这种观点的人中没有多少人是女性，而"超能力"这个词会掩盖女性面对困难所做的努力。本书记录了她们的人生旅程。在她们的旅程中，有过好时光，有过坏日子，还有过狂风骤雨。回想起我多年前采访的那些女孩，我特别想知道她们中是否有人获得了明确的诊断和治疗；如果有，那些获得诊断和治疗的女孩们的生活是否有变好？

这本书呈现的许多感人至深的小故事，会让许多读者产生共鸣。本书还将以通俗易懂的语言，介绍 ADHD 及其诊断的问题，这是心理教育中一个备受关注的领域。作者描述了 ADHD 人士脑中正在发生的事情，展现了激素变化和与之共存的精神障碍之间的相互作用。作者解释了 ADHD 如何影响个体对自己和他人的期望，以及对生活的满意程度和感受幸福的程度。作者还解释了 ADHD 是如何影响个体在生活中扮演的不同角色的，其中包括 ADHD 对家庭、学校、工作、社交、怀孕、为人之母、伙伴关系、友谊、家人的影响。作者关注 ADHD 对个体产生的影响是如何随时间推移而变化的，包括儿童、青少年、中年人直至老年人。

洛塔从来不怕告诉我们事情的真相是什么。她直面当前的困难；读者朋友也大可放心，ADHD女性在感到不堪重负、无法应对内心积聚的压力时，她们并不孤独。但是，有些ADHD女性在被误解和感到孤独的时候，会寻求酒精和毒品的帮助使自己渡过难关。因此，当前更为重要的任务是，ADHD女性如何获得积极的干预，包括来自专家和个人的干预，而这是洛塔研究的目标。这是一座希望的灯塔。

每一个面对ADHD未成年女孩和成年女性的医生和相关专业人员都应该阅读这本书。每一个ADHD未成年女孩和成年女性，或者每一个认为自己可能有ADHD的女孩或女性，也都应该读一读这本书。这会给她们带来一种被认可的感觉，知道有人理解她们，有人能够对她们的情况"感同身受"。这本书将帮助她们增进对自己的认知，帮助她们回答"怎么办"和"为什么"的问题，并且能引导她们思考未来会发生"什么"的问题。这将有助于她们意识到，自己不必是风中飘零的树叶。

苏珊·扬[1]

帝国理工学院医学院教授

萨里大学理学学士、伦敦国王学院哲学博士、

伦敦大学学院临床心理学博士、英国心理学会特许心理学家、

英国科学理事会特许科学家、英国心理学会副研究员

---

[1] 苏珊·扬在ADHD领域的研究成果请见：www.psychology-services.uk.com。

序 二

大多数人在第一次听到"注意缺陷多动障碍"这个词的时候，脑海里总是会浮现出一个不守规矩、调皮捣蛋的小男孩形象。由于男孩倾向于表现出更多外化的行为，因此人们几乎不会察觉不到这些孩子的问题。而女性的 ADHD 特质常常以其他的方式呈现出来，这样一来，未成年女孩和成年女性遭遇的困难及其需求很容易被人们所忽视。相比于男性而言，女性的 ADHD 特质往往被发现得更晚一些，这给她们带来了许多不必要的痛苦，有时甚至还会带来严重的后果。这种不平等的现实是十分可怕的，这就是本书要解决的问题，也是我怀着极大的好奇心阅读此书的原因。

洛塔·博里·斯科格隆的研究填补了我们的知识空白，让我们理解了那些与 ADHD 共处的女性的内心世界。作者呈现的真实案例，超越了过去的诊断标准和描述，而这些问题也在书中得到了讨论。这本书的众多优点之一是呈现给读者的生活故事，这些故事能够帮助我们真正理解这些女性在生活中的挣扎与挑战。

对于那些寻求帮助和需要支持的人来说，人们的觉悟和认知是无价的。

根据我的经验，许多人都很难会相信，一个看起来表现很好的人，可能正在与一种内心的混乱作斗争，这种混乱使得他很难像其他人一样轻松地处理手头的事情。而且在很多时候，人们把这种无能为力解释为消极怠工。寻求帮助的人冒着被轻率对待的风险，当这种情况发生时，他们会认为自己是局外人，是失败者。

洛塔还谈到了当前十分流行的关于ADHD的辩论，有一种片面的观点是，ADHD人士有许多优势，比如他们更有创造力和勇气，更有创新精神和好奇心，还能够看到别人注意不到的东西。有的人甚至把ADHD视为一种超能力。然而，事实往往大相径庭。在这本书里，我们读到了那些挣扎度日的ADHD女性，她们不曾明白，为什么每件事对她们来说总是如此艰难复杂。

在许多情况下，社会对女性的行为期望仍然过高，这很不公平。这会给那些ADHD人士带来巨大的压力，他们已经非常努力地试图被社会接受。对于那些别人似乎能轻易做到的事情，ADHD人士却无法完成，这会让他们感受到持续的压力和低自尊。成年后，很多ADHD女性很难兼顾工作和家庭，她们可能会因抑郁或倦怠而请病假在家休养。不幸的是，再从家里返回工作场所的道路往往很漫长。

传播关于ADHD的知识，让社会意识到这一被严重忽视的群体需要支持，是改善ADHD人士现状的重要举措。她们要对抗ADHD带来的健康、学业、工作、人际关系和生活方面的负面影响，这需要社会的支持。有的时候，我会听到医疗保健领域的专业人士，将ADHD描述为"轻度的精神障碍"。虽然功能障碍的严重程度存在相当大的个体差异，但我们需要记住的是，许多ADHD人士比其他人都过着更困难的生活，不管他们外在展现出的样子是怎样的。各种研究结果都表明，在群体层面上，ADHD人士有着更多医疗需求，请病假、失业、离婚的情况也更严重，其预期寿命明显缩短，自杀的风险也明显增加。

当然，每个ADHD人士都具有独特的潜力，但是释放这些潜力需要当前社会能够给他们提供更好的条件。每个ADHD人士都需要在学校获得个性化的支持、高效而体面的医疗保健服务，以及方便舒适的工作环境。

这本书全面介绍了目前我们对ADHD脑部的理解、性和性别在其中发挥的作用、与ADHD共存是一种怎样的生活状态、我们应该提供什么样的支持和便利。本书为读者打开了一扇窗户，能够让人们了解ADHD女性是如何度过艰难的现实生活的，同时也通过呈现来自ADHD女性的"证词"，展现她们如何实现自我效能的提升，并获得有效的治疗，给我们带来新的希望。如果ADHD女性积极寻求并得到了相关的支持，那么她们将会有很大概率获得更积极的体验，并能够更好地应对生活的挑战。

在结语部分，这本书预测了ADHD群体的未来。洛塔和我一起创建了一个名为"注意力"（Attention）的组织，我们希望能够在理解自然和社会结构是如何给ADHD女性带来独特挑战的基础上，让人们更好地认识并应对ADHD。因此，这本书是一个重要的工具，能够帮助我们创造一个偏见更少而包容更多的社会，在这个社会中,每个人都可以做自己,而不会屈服于那些社会规范和刻板印象。

我希望这本书能在ADHD女性群体、她们的家庭成员、与她们接触的专业人士以及其他想更多了解ADHD的人群中得到广泛的传播。

安-克里斯廷·桑德贝里
瑞典ADHD人士协会主任
"注意力"组织负责人

自 序

一直以来，我都很清楚一件事，那就是我和其他人不一样。但我始终相信别人告诉我的话——我自以为自己拥有与众不同的经历、问题和情感体验，而这不过是我的臆想。

我不断地尝试，然后放弃，这样的事情周而复始。我总是觉得只要自己足够努力，就能实现目标。别人都能把一切安排得很好啊！我就搞不明白自己怎么就这么蠢、这么懒。我怎么就不能把事情做得干净利落呢？我怎么就不能从过去的失败中吸取教训呢？其实，我并不懒惰，我不知道还有谁会像我一样如此努力拼搏。

直到我被确诊有 ADHD，接受了正确的治疗之后，我才明白普通人可以感到疲惫，却不觉得悲伤；也可以感到悲伤，却不觉得饥饿。有的时候，对我而言，无聊才是一种绝对安全的感觉。

现在，我知道我并不愚蠢，也不懒惰，并非一无是处。我的诊断让我对自己产生了深沉且真诚的爱，同时也使我怀有极大的谦卑感。我不仅可以更好地照顾自己，还可以成为一个更好的妈妈、更好的朋友、更好的伙伴、更好的同事。

这其实还挺奇怪的。你对自己关照得越多，做其他事情的精力也就越多。这并不意味着所有阴霾都烟消云散了，也不是说确诊了以后我就是一个全新的人。我还是原来那个洛塔，我依然没有办法很好地掌控自己的情绪，仍旧对自己没有什么信心，并且还是很容易感到压力和焦虑。与之前不同的是，我不再畏惧自己身上存在的问题，也不再替自己感到羞耻。

　　我知道这些都是过去的风暴，我一直在鼓起勇气奋力前行。纵有狂风暴雨，我依然能稳坐船头，岿然不动——待到风平浪静之时，我再荡起双桨，扬帆远航。但是，如果你能明白自己的身体是如何运转的，你就能更好地掌控自己，也能更轻松地完成手头的工作。这其实是一个生物学问题，而不是关于个人选择的问题。我的 ADHD 诊断创造了一个四赢的局面——不仅是对我而言，也是对我的家人而言；不仅是对我的同事而言，还是对整个社会而言。现在，我可以承担起属于自己的责任，我能把自己照顾得更好，并且能够充实、健康且有尊严地生活。

洛塔于 48 岁时

Contents
目录

引言　奋力攀登，却跌落谷底 …… 001

第1章　背景 …… 009

第2章　ADHD与脑 …… 038

第3章　激素 …… 057

第4章　消失的女孩 …… 075

第5章　情绪 …… 089

第6章　共病——生活并不公平 …… 098

第7章　与ADHD共存 …… 119

第8章　家庭生活与亲密关系 …… 136

第9章　职场中的ADHD …… 153

第10章　表现与功能 …… 160

第11章　岁月如流——那些有ADHD的老人 …… 169

第12章　个人干预与专业治疗 …… 175

结语	186
致谢	189
推荐阅读	192

引言　奋力攀登，却跌落谷底

我是一名全科医生和精神医学家，我的研究方向是注意缺陷多动障碍（ADHD）和成瘾问题，同时我还关注有神经发育障碍的儿童和成人群体中常见的共病[1]现象。此外，我也是乌普萨拉大学（Uppsala University）和卡罗林斯卡学院（Karolinska Institutet）的精神医学副教授。多年以来，我的研究主要关注ADHD人士的性别问题，其中涉及神经发育障碍、成瘾问题、情绪调节障碍、生殖健康、性激素等各个方面。在我做医生的这些年里，我接触过很多ADHD未成年女孩和成年女性，她们努力抗争的经历令人心碎，而她们只不过是想过上正常的生活，把那些最基本的事情处理好而已。尽管她们十分聪明，有的还天赋异禀，但她们就是无法让自己的生活步入正轨。她们每天都活在紧张之中，又总是无法令人满意地完成手头的工作，她们只好一遍遍地重新来过。然而，令人遗憾的是，不论是科学界还是医疗保健部门，都未曾真正关注到ADHD女性所面临的独特挑战，甚至对这

---

[1] 编注：为了便于读者理解，我们沿用了普遍译法。近年来，医学界出现了将"共病"（comorbidity）改为"共现障碍"（co-existing conditions）的观点。（相关文献请参照线上资源）

一群体苦苦挣扎却无济于事、急需帮助却孤立无援的情况知之甚少。

如果你觉得这些事情听起来和你有关，那么这本书就是写给你的。

我之前打算写一本探讨 ADHD 女性独特性的书。但是我很快就意识到，以这个主题写出来的书不会特别厚——最多只能写成几页纸的折页，或者顶多写成一本小册子。在我深入研究了以 ADHD 为主题的众多文献[①]之后，我发现关于 ADHD 女性的资料十分匮乏，而这种情况是十分危险的。想要在此处展开深入的研究显然是不明智的！换言之，摆在我面前的问题是：如果 ADHD 领域中的大多数研究者都认为 ADHD 人士的性别差异问题没有那么重要，那么为什么我作为一个专门研究 ADHD 的精神医学家，仍然坚持认为 ADHD 与个体性别之间的关系是一个必须要解决的问题？为什么我们需要讨论其中的性别差异？我们难道不应该对所有的 ADHD 人士开展同样的治疗吗？难道我们的治疗方式还要依据这些个体的指派性别（sex）、社会性别（gender）和医学诊断（diagnosis）而有所不同吗？在一个理想的社会，我们当然是根据每个人的个体特征开展个性化的医疗。但不幸的是，我们现实的情况还远远达不到这样的要求。不管我们接不接受，男女之间确实有一些重要的生理差异，而这值得我们进行深入思考。

如果我们当前对于 ADHD 人士的支持和治疗方案，都基于这些就诊者是男性，这是公平公正的吗？我并不这么认为。另

---

① 本书相关学术文献和推荐资料请登录公众号"华夏特教"知识平台查看。

外，如果我们忽视男人和女人在身体和脑结构方面的差异，对每个就诊者执行同样的治疗方案，这是非常不可取的。因为对于有些就诊者，医生需要对既定的治疗方案进行调整，他们才能获得更好的治疗效果。我们常常会关注到那些在男孩身上更为常见的ADHD特质，而忽视ADHD女孩的情况。这样一来，对ADHD未成年女孩和年轻女性的治疗效果就可能会大打折扣，因为大多数关于ADHD药物及其剂量的药理学研究都是在男性被试身上展开的。

不论个体性别如何，在生理上ADHD都是同一种障碍。但是，正如我们将在这本书里看到的那样，ADHD在男性和女性身上存在着不同的表现形式。造成这一现象的原因既有生物学方面的差异，同时又有社会方面的影响，即一直以来强加给女孩和男孩、女人和男人身上的社会与文化期望。

我在本书中分享的故事和案例都是真实的，但是出于保护隐私的考虑，我对部分细节进行了修改。书中出现的所有ADHD女性都同意我分享她们的故事。事实上，许多受访者都急切地希望我能告诉她们，其他读者是否能对她们生活中的挣扎感同身受。

她们的经历能教给我们很多事情。面对ADHD给她们带来的困难，她们都找到了各自的解决方法，有的采用的是直接面对的战术，还有的采取的是迂回绕开的进路——她们希望能够和别人分享她们的解决方案，这些方案有着聪明的策略和巧妙的构想，而这对其他ADHD人士来说会很有帮助。

这本书并不会像那些"流行"的ADHD自助手册那样，给ADHD人士提供任何治疗ADHD的灵丹妙药。本书也并非想要对

ADHD 进行全面详尽的综述。尽管如此，根据循证医学指南的推荐，以及我自身从事支持和治疗工作的经验，本书提供的这些小窍门可以作为对传统治疗和服务的补充。我真诚地希望，本书提供的工具能够增加 ADHD 人士的自我效能感、自尊心和对自己负责的意识，读者能够从中汲取灵感并获得指导，而不需要受到任何精神医学诊断的限制。

最近，媒体似乎越来越强调，那些在心理健康和养育孩子方面遇到困难的人要"振作起来"。这些过于简化的叙述其实并不罕见，它们常常会围绕着 ADHD 和其他"字母组合"展开。有时这会让我们觉得"现如今每个人都必须要把自己归为某种字母组合中的一员"。

然而，当我在谈论 ADHD 的时候，我并不是想讨论那些在突然之间跌入深渊，或者在偶尔出现的艰难时光中痛苦挣扎的儿童、青少年和成年人。恰恰相反，我所要讨论的，是那些在整个生命历程中都在经历困难的人们。他们费尽全力地向上攀登，最终却还是跌落谷底。这些人常常没有获得任何明确的诊断，而有时他们又会被诊断为同时有多种障碍。但是，通常而言，没有一个诊断能够真正指出他们的问题所在。

事实上，在 ADHD 人士中，数小时、数周乃至数年间接受错误的指导，花费天价的治疗费用，这样的情况并不少见。ADHD 人士常常会服用错误的药物，听从错误的建议。而这种错误的指导对于那些从来不理解自己的"直觉"的人来说，以及对于那些有着无数相互冲突的直觉的人来说，则会让问题变得更加严重。当他们在缺失合适解释模型的情况下去寻找答案的时候，很容易受到大多数人（即那些没有ADHD的人）错误建议的影响。

很多ADHD女性都告诉过我，从她们记事以来，她们就一直生活在对自身的不断否定以及对自我价值的不断怀疑之中。很多女性从小就知道，"有些事情不太对劲"，她们和其他人"有点不一样"，但是她们从来都没有找到合适的词语表达这些令人烦恼而又羞耻的感觉。实际上，ADHD的症状表现是因人而异的。因此，许多ADHD女性只能在生活中摸索着前进，有些人信奉那些自助疗法，还有些人向那些善良却无知的义工寻求帮助。她们真的很想知道，为什么她们脑子里的发动机似乎永远不会停止，她们究竟该怎么做才能控制多辆思想的列车齐头并进。她们也会问，即便她们知道自己有很重要的事情要去做，为什么她们的"引擎"却迟迟无法启动。为什么她们会经常出现这样的情况：第一件事刚刚开始，第二件事就被置诸脑后，却又陷入第三件事的纠结之中，而最终把第四件事也搞砸了。为什么她们很难将思绪保持在当下？为什么她们很难静静地倾听？为什么她们的思想总是在别处游离？她们中的许多人感到自己好像被放逐了一样，永远无法融入所处的环境。她们始终被孤单所折磨，被困苦所驾驭。

从广泛的科学研究和长期的临床经验中，我们现在可以知道，ADHD是一种涉及神经发育的生物学障碍，ADHD人士中某些人的脑功能的发育与普通人相比是明显迟滞的。虽然我们现在已经掌握了许多关于ADHD的知识，理解了为什么ADHD会带来这么多的问题，但是我们对ADHD的认识还远远不够。基于我们目前掌握的所有知识，有些人声称ADHD是一个虚构出来的诊断，或者只不过是一些人粗心大意的借口，但这些说法反而将他们的无知和傲慢展露无遗。

我们有充分的证据指出，如果我们对 ADHD 漠然视之，那么个人甚至整个社会都将为此付出代价。但是，错误的解释模型及其带来的错误的治疗方式，对于 ADHD 人士来说同样也是有害的。在最坏的情况下，某些错误的药物治疗或心理疗法，不仅会让就诊者难以获得正确的诊断，同时还会加重 ADHD 的症状。此外，反复接受错误的心理干预可能会对个体有害，因为他们不会考虑自己是不是潜在的 ADHD 人士，所以也就很难采取正确的行动，只能遵循错误的建议。

那么，这样一个常见且为人们所熟知的诊断怎么会如此具有争议性呢？为什么这么多人终其一生都未曾意识到，正是 ADHD 导致了他们在生活中有诸多障碍，正是 ADHD 构建了他们失败的人生图景？有多少 ADHD 人士，就有多少种对这些问题的回答。然而，医生漏诊和误诊 ADHD 人士的第一个重要原因在于，ADHD 在不同的人群中的表现形式是如此的千差万别。第二个原因是，ADHD 在同一个人生命中的不同阶段可能表现出截然不同的特征。第三个原因是，第一天可能有效的治疗方法，第二天可能会失去效果，这对于确诊的 ADHD 人士及其周围的人来说是很难理解的。

今天，我们认识到，ADHD 是一种多维度的障碍，或者是一个诊断的连续谱，我们每个人或多或少都有些特征符合 ADHD 的诊断标准。而那些被诊断有 ADHD 的人，在这些特征方面有非常明显的表现，以至于他们在日常生活中出现了相应的功能障碍，并导致了相关的心理健康问题。我们还知道，ADHD 的形成是多因素混杂作用的结果，其中的因果关系非常复杂，遗传和环境因素在其中相互作用。由此导致的结果是，对于每个个体来说，都存在一个独特的 ADHD 的易感模式。也就是说，我们每个人都携带着与 ADHD 性状相关的基因变异，并且我们都会或多或少地暴露在可能提高或降低 ADHD 发生概率的环境之中。没有单独的基因或环境因素是导致 ADHD 的充分必要条件，在有 ADHD 的人与没有被诊断有 ADHD 的人之间，并不存在质的差异或者明显的不同。

ADHD 的诊断，就跟其他精神医学诊断一样，本质上只是对个体生活中一系列表现、行为和问题的描述。并没有一个医学检测、血液检查或放射科检查可以明确地证明你就是 ADHD 人士或者肯定不是 ADHD 人士。相反，判断一个人是否有 ADHD 主要是参考两类关键的症状：注意障碍（inattentiveness）和多动/冲动（hyperactivity/impulsivity）。这两个类别中各有九条诊断标准。而对于儿童来说，要想得到 ADHD 的诊断，他或她必须在一个或两个类别中满足至少六条标准。数学好的读者可以计算出，这 18 个标准能够产生的所有可能的组合一共有 116 220 种。换言之，ADHD 可以在个体身上呈现出 116 220 种表现形式。所以，如果你告诉我你有 ADHD，我对你和你的生活依然知之甚少。

我写作这本书的目的就是要超越这些诊断标准，描述 ADHD 女性在不同的生命阶段中是如何与 ADHD 共存的。我将回顾当代的神经科学研究，帮助读者理解 ADHD 人士的脑部是如何运作的，并为读者提供关于 ADHD 的成因及潜在机制的介绍，我希望这些内容能够尽可能的全面，又不至于过分晦涩难懂。我还会特别关注 ADHD 未成年女孩和成年女性的特质表现方式和内在体验。另外，在这一语境下，我要指出的是，我在本书中描述的内容基于的是我们当前所能掌握的最可靠的科学知识，并且我已经尽力将那些相当复杂的过程和联系进行了简化。此外，自 2019 年本书的第一版以瑞典语出版以来，学术界在 ADHD 领域已经取得了一些实质性的进展。特别是苏珊·扬（Susan Young）教授及其研究团队发表了一份业内期待已久、相当重要且影响深远的专家共识声明报告，这份报告旨在为全生命周期中的 ADHD 女性提供识别和治疗方案。有时候，当我阅读自己的文字时，我会觉得我们好像已经解开了 ADHD 的脑是如何工作的谜团。但是，这一判断与事实相去甚远。我们目前仍然无法完全理解人类复杂的大脑是如何运转的，以及当某些脑功能发生变化时会带来什么结果。由此可见，我们还有很长的一段路要走。

在这本书的结尾，我提供了参考文献列表和推荐阅读的材料，供所有想更深入地探索这个领域的读者参阅。我还特别推荐扬教授及其同事在 2020 年发表于《BMC 精神医学》（*BMC Psychiatry*）杂志上的高质量的研究综述——《ADHD 女性：全生命周期进路下的专家共识声明——为未成年女孩和成年女性注意缺陷/多动障碍的识别和治疗提供指导》。这篇文章对以 ADHD 女性为主题的研究文献进行了有选择性的审查，为改善全生命周期内 ADHD 女性的识别、治疗和支持提供了指导建议。

第1章 背景

社会结构

随着我们越来越擅长对ADHD进行识别和描述，被诊断有ADHD的人开始越来越多，特别是ADHD成年女性的数量正在持续增加。但是，为什么会出现这样的情况呢？难道说我们正在经历一场ADHD的大流行？难道ADHD会在成年女性之间传染吗？还是说，我们其实在以一种扭曲的性别视角看待ADHD？我们之前是否忽视了ADHD在群体水平上的差异？或许ADHD在男性和女性身上的表现方式上就有不同？

然而，令人遗憾的是，现实中我们对女性和男性在众多方面的行为表现的态度存在着差异，这些差异不仅会体现在学校里，还会体现在家庭和游戏中。在许多情况下，我们对"正常男性"和"正常女性"的定义完全是不一样的。我们可能接受爷爷忘记孙子孙女的生日，而似乎不太能接受奶奶也这么健忘；我们可能对爸爸会更加宽容，哪怕他又把孩子的运动服拿错了，而似乎对妈妈会更加苛责，尽管她只是忘记为孩子的游学活动打包午饭。

当我们关注 ADHD 的诊断过程时，关于性和性别的问题也随之浮现。我们现有的诊断工具很少会指导我们思考性别和文化差异是如何影响特征的表现和对其解释的。

出现这种情况的原因是什么呢？会不会是因为针对大多数孩子的诊断标准依据欧美男孩的特征而制定？或许，这个问题有一个更悲观的答案：成年人只是对那些不符合诊断标准的女孩们持更加轻蔑的态度。

斯文尼·科普（Svenny Kopp）和克里斯托弗·吉尔伯格（Christopher Gillberg）教授等人组成的研究团队曾发起过一项名为"女孩项目"（Flickprojektet）的研究。他们于 1999 年开始在瑞典的哥德堡进行了为期数年的跟踪调查，调查的对象是年龄在 3 岁到 18 岁之间的女孩，这些女孩有各种类型的神经发育障碍，其中就包括 ADHD。研究报告显示，虽然父母很快就会注意到他们的女儿出现了问题，但大多数有 ADHD 的女孩在学校里还是没有受到足够的重视。此外，女孩们在第一次寻求帮助后，还要再过很多年才会得到正确的诊断。这时，她们才终于明白自己身上出现的问题是什么原因导致的。

研究者还发现，虽然有时 ADHD 女孩会被他人所忽视，但是她们所经历的苦难和遇到的问题并不会因此而更少一些。真实情况是，除了有 ADHD 以外，她们同时还有其他精神障碍。在很多情况下，她们还有严重的功能损伤。

还有一个十分令人难以接受的事实是：与男孩相比，有 ADHD 的女孩在学校受到的关注会更少，更不受老师的喜爱，她们的朋友圈也会更窄。正因如此，ADHD 女孩相比于 ADHD 男孩，所能获得的支持更少；这些女孩可能还有严重的学习困难，面对来自社会心理方面的挑战，同时有其他精神障碍。

ADHD未成年女孩和成年女性之所以被人们所忽视，是因为她们不符合ADHD男孩所呈现出来的典型形象，而这已经成为人们心目中关于ADHD的刻板印象。与那些"捣乱"的男孩不同，ADHD女孩常常有害羞、矜持和顺从的表现。然而，这些女孩一直在努力隐藏自己所遭遇的困难，这反而会阻碍她们获得正确的诊断、接受适当的治疗。毕竟，一个"适应能力强"的女孩通常不会表现出破坏性的行为和冲动的举动，而这些都是我们以为的ADHD人士会表现出来的。

然而，许多ADHD女性在她们生命的早期阶段就意识到了自己有些与众不同。有时她们会寻求帮助，但更多的时候，她们会尝试顺应社会对她们的期望，让自己看起来像是个普通人。她们会把不安的情绪深藏于心，并且常常会陷入羞耻感和内疚感中。只要她们的学习成绩没有问题，能够顺利毕业，那么她们就不太可能会有获得专业评估与治疗的机会。但是，随着时间的推移，她们也会和ADHD男孩一样，在没有获得最终诊断和正确解释模型的情况下，逐渐出现越来越多的问题，例如在学校里表现不佳、成绩一落千丈、在情绪和社交方面出现问题、缺乏自信、被他人排挤，等等。另外，值得注意的是，一些智力水平超常但有ADHD的女孩似乎更加不容易被识别出来。智力水平越高的女孩，得到确诊的可能性就越小。

在ADHD的评估中，医疗团队通常会先确定来访者是否表现出了学业方面的困难，或者出现了冲动的行为模式。然而，由于这些常见的 ADHD 症状在女孩中不太典型，因此女孩们会在很长一段时间内都看起来表现得挺好的，直到她们感到自我效能感下降，并且无法独立处理日常事务时，真实的特质就会显露出来。比较典型的情况是，当那些 ADHD 女孩出现焦虑、抑郁、进食障碍和自伤等问题时，她们发现自己过去的应对策略不再适用，并且自己的困难也愈发凸现出来，她们才会向外界寻求帮助。总体来看，女孩在社会心理方面也比男孩更加成熟，她们在较小的年纪就知道了社会对她们的期望是什么，知道自己在不同的环境中应该如何表现。因此，将有 ADHD 的女孩与同龄女孩进行比较会更加合适，而不是去参考同龄男孩的情况。

我们现在知道，大多数 ADHD 人士在成年后都无法摆脱 ADHD 的困扰：研究表明，50% 至 75%[1]有 ADHD 的儿童在成年后还会受到 ADHD 的影响，而这种影响甚至会持续一生。尽管未成年男孩被诊断为 ADHD 的情况会更常见一些，但是当我们比较 ADHD 成年男性和成年女性的数量时，发生率的性别差异就消失了。

生物学

请记住，所有人都生来平等，每个人都应该得到平等的对待，但是，男性和女性之间仍然存在着显著的差异。从生物学的角度来看，男性和女性拥有不同的生理器官，脑在组织方式上也

---

[1] 译注：2022 年，有研究者发现此比例已提高至 90%。（Sibley et al., 2022）

存在差异。我们要知道，一般来说，女性绝不只是比男性身材略小。我们还需要搞明白，这些生理上的性别差异是如何产生的，以及它们如何影响个体的行为、思维和需求。

当精子遇到卵子的时候，人的指派性别由第一个成功穿透卵细胞膜的精子所决定，这个幸运的精子携带着X染色体或者Y染色体。卵子受精后不久，胚胎开始发育，细胞集群也逐渐分化，它们之后会发育成身体的各个器官。在这个阶段①，男性和女性胚胎都会发育出性腺芽基（gonad buds）。而男性的Y染色体则会产生一种蛋白质，诱导男性胚胎的性细胞产生睾酮（testosterone）。在没有Y染色体的情况下，例如携带着两条X染色体的女性胚胎，将发育成产生雌激素（oestrogen）的卵泡细胞（follicle cells），这些细胞将控制卵巢、子宫和其他女性性器官的形成。

睾酮和雌激素这两种不同的性激素，会对胎儿、儿童和成人身体器官的结构和功能产生深远的影响。当胚胎产生睾酮的时候，胚胎就会发育成男孩；在没有这种激素的情况下，胚胎就会发育成女孩。

实际上，人的神经系统的基本结构，也是随着人的性别的确立而形成的。在主导性的激素系统被激活的情况下，神经系统的发育会受到激素的影响，而女性胚胎的激素系统未被激活，因此其神经系统的发育不会受到影响。女孩会继续沿着发育的基本蓝图成长，而不需要激素信号的参与。在这种情况下，女孩的卵巢保持休眠状态，直到它们在女孩进入青春期的时候，收到了来自

---

① 译注：即胚胎发育的第五周。

脑垂体释放的信号，才开始产生激素。换句话说，男性和女性的脑在组织方式上存在差异。在群体层面，男性的脑比女性大10%左右。虽然俗话说，"差之毫厘，谬以千里"，但是这句话并不适用于人类的脑。我们认为，从群体水平上看，两性之间的脑体积差异并非是造成男性和女性存在行为差异、肌肉力量差异和某些脑疾病易感性差异的主要原因。然而，我们也知道，同样在群体水平上，两性脑中的同一脑区内部和不同脑区之间的组织连接形式，还是存在一些显著差异的。

而在这些结构方面的差异中，有些则导致了相应功能方面的差异。例如，男性大脑的前后两个半球内部的连接（即大脑前部和后部之间的连接）更加发达，而女性大脑的左右半球之间的连接则更加发达。一般来说，男性的脑在处理空间信息时会更有优势。在群体层面上，男孩比同龄的女孩更容易协调肢体动作，并且可以更好地对不同的刺激进行反应。然而，女孩大脑的左右两个半球之间有着更发达的连接，这使得女孩更容易理解和处理复杂的情况，能够适应不同的社会环境。一般来说，女性在涉及语言能力和社交能力的任务中会表现得更好。比较矛盾的一点是，女孩的社交能力更早发展形成，并且比男孩更强，这可能正是我们容易忽视ADHD女孩的一个原因。她们在小时候就容易理解和适应社会对她们的期望。

总而言之，男性和女性的脑在结构和运作机制方面存在着巨大的差异。当然，我们说脑会以某种方式运作是一种简单化的表达。重要的是，我们需要记住，组内差异大于组间差异。也就是说，任意两个个体之间的差异总是比我们在两个群体之间发现的差异要大得多。因此，有许多女孩在足球、跑酷和数学方面有着超常的天赋。当然，也有许多男孩在童年时期就展现出了高超的社交能力，而且我们几乎找不到这些男孩与我们刻板印象中的 ADHD 男孩之间存在任何共同之处。归根结底，在特定情境下，一个人所有的复杂心理功能，都是个体中不同变量之间共同作用的结果，这些变量包括个体在社会和生物学方面的先决条件、过去的生活经历、所处文化背景的影响、社会给予的期望以及那些无法量化和难以理解的未知变量，等等。而这种心理功能决定了个体的行为表现。

ADHD 的历史

当我们在媒体上读到或听到关于 ADHD 的报道时，会很容易产生这样的印象，即 ADHD 的诊断是一种现代才出现的现象，而且每个人或多或少都会有一点 ADHD。本书提供的第一个关键信息是，这种观点与事实相去甚远。

ADHD 是一种有医学根据的障碍。如果在经过仔细且彻底地医学评估后，得出某人有 ADHD 的结论，那么这就是一种准确的精神医学诊断。更重要的是，对于大多数有 ADHD 的人来说，这种诊断意味着他们终身无法摆脱 ADHD 的影响。我还想指出，这一诊断绝不是进入现代之后人们虚构出来的产物。

每一只嗡嗡飞舞的蝇子，每一个一闪而过的阴影，每一丝窸窸窣窣的声音，每一段对过往年华的追忆，都能引诱他抛开手头的工作，沉浸于无穷无尽的幻想之中。甚至他自己的想象，也会幻化为成百上千个主题。

——梅尔希奥·亚当·魏卡德（Melchior Adam Weikard, 1775）

这段话摘自1775年出版的一本德国医学教科书，其中描述了一种当时被称为"注意震荡"（Attentio Volubilis）的精神障碍。据我所知，这是最早提到与今天我们所知的ADHD相对应的医学文献。根据德国医生、哲学家魏卡德的说法，"一段不祥的童年境遇可能会使神经纤维变得柔软而脆弱，从而损害维持注意的能力"。

书中也给出了一些关于治疗策略的建议，比如将患病的孩子隔离在黑暗的环境中，强迫他们洗冷水浴，或用牛奶、酸性物质和香料进行药物治疗等，这些方法在我们今天看来既不人道又十分荒谬。但除此以外，魏卡德还提供了许多合理的建议，而这些建议与现代循证医学所推荐的治疗方案相一致。例如，他建议这些孩子进行体操和骑马等运动，并认为体育活动通常会让他们更加安定，注意力能够更加集中。不久之后，出生于苏格兰的亚历山大·克赖顿（Alexander Crichton）医生于1798年指出，儿童和青少年的注意力缺陷通常是先天性的，并且与其他精神和生理方面的问题有关。这也符合我们当前对神经发育障碍以及与ADHD相关的常见共病的看法。克赖顿也跟魏卡德一样，描述了ADHD的核心症状，其描述方式几乎和我们现在所使用的《精神障碍诊断与统计手册（第5版）》（DSM-5）中的诊断标准一模一样（参见 DSM-5，第 26 页）。

历史上关于 ADHD 最著名且最常被人们所引用的描述是由英国第一位儿科医学教授乔治·弗雷德里克·斯蒂尔爵士（Sir George Frederic Still）在 1902 年的高斯顿讲座（Goulstonian Lectures）上提及的。这一讲座介绍了 43 个孩子的案例，这些孩子都存在严重的注意力问题和自我控制问题。斯蒂尔将这些孩子描述为"多动、好斗、桀骜不驯、抗拒纪律，以及过度情绪化或过分易怒"。他说这些孩子有"抑制意志方面的缺陷"，他认为这种缺陷存在生物学方面的病因。根据斯蒂尔的说法，这些孩子对即时满足的需求是一致的，"尽管他们的智力正常，但他们似乎无法从自己行为的后果中学到任何东西"。

ADHD 还是 ADD？

多年来，随着临床经验的增加和科学研究的进步，对 ADHD（注意缺陷多动障碍）和 ADD（注意障碍）的描述已经发生了很多变化。我们积累了许多新的知识，并将其编撰为诊断指南，以帮助医生系统化地进行诊断。系统化是重要的，因为这可以使医生和医疗保健专业人员了解对症的治疗方案。此外，我们对不同的表现和综合征进行系统化的整理，能为医护人员间的交流提供共同的语言，方便他们讨论就诊者身上存在的各种问题。

自 20 世纪 50 年代以来，人们一直在使用两种不同的诊断系统，分别是"国际疾病与相关健康问题统计分类"（*International Statistical Classification of Diseases and Related Health Problem*,

ICD）和"精神障碍诊断与统计手册"（*Diagnostic and Statistical Manual of Mental Disorders*, DSM）。在过去，ICD 和 DSM 一直是并用的，而且两个诊断系统之间是相契合的。但是，与目前我们所使用的第 10 版 ICD（ICD-10）相比，2013 年发布的最新版 DSM（即 DSM-5）进行了一些重要改动，还增加了一些内容。这些变化对于我们理解包括 ADHD 在内的神经发育障碍有着实质性的影响，我们将在后面的讨论中详细展开。

由此一来，ADHD 的诊断标准在两种诊断指南的不同修订版间都存在差异。在 1980 年发布的 DSM-III[①]中，首次引入了神经发育状况的分类，而所有形式的 ADHD 都被称为"注意障碍"（ADD）；如果有人还出现了多动的问题，那么他就会被诊断为"伴有多动的 ADD"。在 1994 年出版的 DSM-IV 中，首次提出了三种不同的 ADHD 亚型：注意力缺陷型、多动型和混合型。

多年以来，ADHD 和 ADD 之间的边界一直模糊不定。例如，在 DSM-III 中，冲动被认为是注意力不集中的一种表现，而 DSM-IV 则认为冲动属于多动的表现。因此，许多研究人员和经验丰富的临床医生都认为，区分 ADHD 和 ADD 可能是有问题的，我们不应该过多地强调这种划分。

ADHD 的表现在个体的一生中会呈现出很大的差异，多动和冲动的表现在个体成年后往往变得不那么明显。因此，我们很少会看到一个成年女性在会议室里爬上爬下，或者在激烈的争吵

[①] 译注：2013 年版新发布的《精神障碍诊断与统计手册》将版本数字从罗马数字变为阿拉伯数字，因此 DSM 的第 3、4、5 版分别为 DSM-III、DSM-IV 与 DSM-5。

中朝对方进行肢体攻击。但是，这并不一定意味着她已经摆脱了 ADHD，也不一定意味着她已经从 ADHD 转变为了 ADD。相反，多动可能已经完成了对身体的"殖民"，成为一种持续性的内心不安和焦虑状态，但这种状态对于她身边的人来说感受并不明显。

在某种程度上，女孩和男孩中呈现出来的 ADHD 发生率差异，可以用我们之前提到的研究方式差异解释。例如，有研究指出，如果我们在精神科诊所进行调查，而不是从普通人群中抽样，那么结果会显示女孩和男孩的 ADHD 表现之间存在着更大的差异。出现这种情况的部分原因可能在于，女孩需要表现出比男孩更加明显的问题之后，她们才会被转诊到 ADHD 门诊。这反过来又可能会导致另一种情况，那就是被评估为 ADHD 的男孩是"有 ADHD 的正常男孩"，而那些被评估为 ADHD 的女孩并不是"有 ADHD 的正常女孩"，她们有着更严重的问题，因此她们会成为"有 ADHD 的异常女孩"。

一项大型荟萃分析[①]纳入了几项小型研究的数据，结果表明 ADHD 女孩比 ADHD 男孩更少表现出多动行为。然而，从群体水平上看，女性在运动方面较少表现出多动行为，但这并不一定意味着女性只会有 ADD 而男性只会有 ADHD。最重要的是，无论研究怎么设计，ADHD 给女孩和男孩带来的痛苦感受和失

[①] 编注：荟萃分析指采用统计方法，将多个独立、针对同一临床问题、可以合成的临床研究综合起来进行定量分析。

能程度并没有本质性的区别。①

　　2013 年版的 DSM-5 对 ADHD 的诊断标准进行了调整，以更好地描述生命不同阶段内 ADHD 的典型表现。对于 17 岁以上的青少年和成年人来说，只需要满足注意障碍标准中的 5 条，或者多动和冲动标准中的 5 条，就可以被诊断为 ADHD。而之前，17 岁以上的青少年和成年人必须要在注意障碍标准或多动和冲动标准中满足 6 条才能被确诊。除此以外，相关的特质在 12 岁之前出现就可以满足诊断标准，而不需要提前到 7 岁之前显示出相关特质。而且过去一个人只能被诊断为 ADHD 或者孤独症，现在人们意识到，这两种病症可能会出现在同一个人身上，并且这种情况是相当普遍的。此外，最新的 DSM 的编著者较少关注 ADHD 中的不同亚型，而是更多地关注 ADHD 的基本表现。这也就是说，DSM-5 会更多地关注于许多 ADHD 人士在日常生活中遇到的那些典型困难。我们将在本书的部分章节中对这些神经认知方面的不同表现重新进行解读。

---

　　① 译注：相比中文中的"残疾"或"残障"来说，西方语境中"disability"的内涵更宽泛一些。根据联合国《残疾人权利公约》，"残疾"指的是"伤残者和阻碍他们在与其他人平等的基础上充分和切实地参与社会的各种态度和环境障碍相互作用所产生的结果"。根据瑞典统计局 2022 年发布的调查报告显示，在瑞典 16 岁以上的人口中，有 19% 的人有某种形式的残疾（funktionsnedsättning）。因此，本书选用"失能"一词对译英文中的"disability"与瑞典文中的"funktionsnedsättning"。

ADHD 有多普遍？

从定量而非定性的视角考察 ADHD 的诊断，同时了解与 ADHD 相关的常见表现及其特点的正态分布情况，我们就能够相对容易地估计出特定人群中"应该"符合 ADHD 诊断标准的大致人数。事实上，跨国比较研究表明，全世界范围内有 5% 至 9% 的儿童都表现出了注意力不集中、多动和冲动的症状，这些症状均符合 ADHD 的诊断标准。在成年人中，出现这些症状的比例约为 2%。然而，尽管我们对 ADHD 在全球范围内的"真实流行"情况相当确定，但是 ADHD 诊断仅在某些国家和地区会更为普遍一些。对于这种现象可能有很多不同的解释。

一些流行病学的测量指标来源于临床环境中以儿童和成人为对象的研究。而在那些由于精神出现问题而被转介到精神科诊所，或者主动寻求医疗帮助的个体中，符合 ADHD 诊断标准的比例要比在普通人群中进行统计的比例更大一些。尚未被诊断有 ADHD 的人也可能会因其他问题就诊，因为共病现象是 ADHD 人士中常见的情况。因此，我们必须要考虑，关于 ADHD 流行率的估计值究竟是在哪种环境下得出来的。

另外，ADHD 在某些国家出现得更为普遍的原因，也在于这些国家所使用的诊断手册。例如，由于欧洲更常使用 ICD 诊断系统，而非美国更常用的 DSM 诊断系统，因此相比于美国，欧洲 ADHD 人士的比例会更小一些。这是因为 DSM 系统在设计时就体现出来的一个特点：它会让个体更加容易符合相应的诊断标准：

此外，ADHD 发生率呈现出地区差异的另一个重要因素在于，神经发育障碍从来不是孤立存在的。一个人的 ADHD 症状可能会导致不同程度的功能损伤，这取决于许多其他方面，例如个体特征、外部环境、文化期望以及获得辅助措施的便利程度，等等。而诊断过程本身也可能影响 ADHD 人士的数量。仅仅依靠筛查表格和自我评分会产生大量的"假阳性"个体，因为这些工具会筛查出在某一标准下出现问题的所有个体。一些在筛查中呈现阳性的个体可能会有 ADHD，但他们中的很多人是由于其他的原因，才导致出现了类似 ADHD 的特质。我们都知道，多动、冲动和注意力不集中可能是由多种不同的因素所导致的。此外，我们每个人或多或少都存在一定程度的冲动行为，并且在不同的环境中每个人集中注意的能力也有所不同。只有当问题随着时间的推移，导致个体在许多场景下都出现非常严重的症状，甚至导致个体的失能时，我们才会考虑对其进行 ADHD 的诊断。

我们几乎找不到科学文献支持现在的 ADHD 诊断过于普遍的说法。如果硬要说有，或许很多研究结果表明，ADHD 诊断增加的原因主要在于人们更好地认识到了 ADHD 人士所面临的困难。特别是在女性中，有许多一直未被发现的 ADHD 案例。然而，基于我的研究团队尚未发表的研究数据显示，与同龄 ADHD 男孩相比，ADHD 女孩平均需要多花五年的时间才能得到正确的诊断——而这几年对于她和她的亲友来说都充斥着无尽的痛苦。

什么是 ADHD？

ADHD 属于一类叫作"神经发育障碍"（neurodevelopmental disorders）的精神障碍。说它是"神经"性的，部分原因在于这些障碍最初是由神经科医生进行描述并提供治疗的。神经科医生的专长在于诊断和治疗神经系统疾病。他们首先观察到一些有神经发育障碍的儿童，如癫痫、先天性畸形、脑瘫或各种遗传综合征儿童，通常也会伴随着行为方面的问题。很多年以来，我们都认为 ADHD 只会在儿童身上出现。许多成人精神科医生没有接受过相关的训练，他们不具备在孩子长大后持续监测并跟踪这些症状的能力。

在本书中，我们将超越 ADHD 诊断标准的限制，考察未成年女孩和成年女性的 ADHD 经历。尽管如此，我还是想先简要概括一下 ADHD 的诊断方法。

儿童或成人需要经历并表现出"持续性的注意和/或冲动多动的问题"才能满足 ADHD 的诊断标准。这些 ADHD 的症状必须在多个方面造成了个体持续终身的功能损伤和障碍，并且需要在 12 岁之前就表现出来。因此，正如一些人说的那样，想要被诊断为 ADHD 也不是一件易事。

评估团队由精神专科医生和心理学家组成，他们会对评估对象的相关表现、经历、行为、所处环境进行考察，并且仔细分析究竟是什么原因导致评估对象出现注意维持方面的困难，又是什么原因使其难以控制自身的活动水平和冲动行为。由于每个人都可能在身处危机、感到焦虑、头疼发热、饥肠辘辘或者药物过量的时候，很难集中注意力，也无法思考、规划和安排任何事情，因此ADHD的诊断需要排除这些因素的影响。因为在这些情况下出现的特征都是暂时的，并且可以用其他生理或精神障碍进行解释，而排除这些因素的影响对于ADHD的诊断来说是格外重要的。

时至今日，越来越多的未成年女孩和成年女性被诊断为有ADHD。对于她们中的许多人来说，ADHD的诊断给她们带来了前所未有的明确解释。她们终于可以明白，那些困扰自己一生的异常感、疏离感和自卑感，那些自己经历的社交失败或精神共现障碍，究竟是什么原因造成的。未得到诊断和未经过治疗的ADHD人士，可能在学校或工作中感受到更多的痛苦和伤害，这会给他们及其家庭乃至整个社会带来高昂的经济成本。此外，ADHD还可能增加生理与精神障碍共存的风险。ADHD也会使个体更容易发生事故，更倾向于去滥用那些对身体危害极大的酒精和毒品。而在一些更严重的情况下，ADHD可能会导致个体犯罪、自杀和物质滥用。

具体来说，我们目前关于ADHD的理解是，尽管ADHD的诊断标准具有争议性，但是相比于那些不满足ADHD诊断标准的人来说，满足ADHD标准的人的预期寿命要短十年左右。因此，把ADHD说成是"一阵一阵地发作"，或者是某种"超能力"，这不仅是对ADHD人士的一种贬低和冒犯，同时也与事实相去甚远。ADHD不是一种我们可以掩饰或者应该掩饰的障碍。

如果我们都同意ADHD是一种严重的障碍，而且一旦我们识别出ADHD人士，就为他们提供相应的治疗，他们会有良好的预后，那么我们也应该考虑实施一些举措，例如知识科普、尽早检测、适当的辅助以及循证治疗等方式，帮助那些有ADHD的儿童和成年人，使其免受ADHD带来的严重影响，甚至规避其彻底失能的风险。当前，在国际范围内我们达成了一个共识，那就是要想避免相关的不良后果和个体的痛苦体验，我们就必须对ADHD进行评估、诊断和治疗。

我们之所以很难严肃对待ADHD带来的终身性问题，并且似乎意识不到ADHD有时甚至会危及生命、带来严重的身体失能，或许有部分原因就在于注意缺陷多动障碍这个术语本身。实际上，注意缺陷多动障碍这个名称就很容易令人误解。你可能会有这样的刻板印象，认为ADHD只是一个令人无法振作起来、无法掌控自己生活的障碍。然而，当ADHD人士描述他们的日常生活时，事实却与这样的印象截然相反。另外，那些经常见到ADHD人士的医生，往往会非常谨慎地对待这一诊断。因为ADHD不仅可能会导致年轻人意外死亡或自杀，甚至还会影响到他们的整个生命周期。

可是，就在不久前，人们还认为ADHD人士一旦度过了他们暴躁易怒的青少年时期，他们就脱离了危险地带。不幸的是，实际情况并非如此。许多有ADHD的成年人在告别青春期后，仍然需要处理如何与ADHD共存的问题。他们的明天就好像永远不会到来一样，这种情况会产生非常严重的后果。那些得不到明确诊断和相应治疗的ADHD人士，在生活中充满着各种麻烦和风险：他们会更容易发生事故，更常出现心理创伤，学习成绩不佳，酒精、药物成瘾，还会发生自伤行为、交通事故、职业困难、肥胖超重等问题，身体上会出现各种慢性病，而精神上也往往会陷入孤独境地。在下一章中，我们将更加仔细地考察，为什么 ADHD 人士会更容易出现这些困难。对于那些在生活方面最容易出问题，同时也最难去寻求支持和治疗的人，社会就应该承担起提供支持和相应辅助的责任。

什么才是"真正"的 ADHD？

在前文中我已经阐明了 ADHD 并不仅仅是注意力不集中和多动的问题。然而，可悲的是，对于成年人来说，我们目前检查相关问题的手段十分糟糕，对于成年女性来说尤为如此。部分原因在于我们的诊断体系仅限于测量一个人表现出的行为是否符合诊断标准。许多 ADHD 人士都知道，ADHD 的特征远不止 DSM-5 里面列出来的 18 条诊断标准，而且研究人员和临床医生早就意识到了这一点。为了更好地理解 ADHD 到底是怎么回事，你可能需要更详细地了解 ADHD 诊断所依据的神经心理学机制。

执行注意的困难

"ADHD"中的字母"A"表示"注意（力）"（Attention）。或许，我们意识不到 ADHD 严重性的一个原因在于，我们没有完全理解注意力的重要性。我们人类拥有一种独特的能力，可以预估与过去和现在相关的未来，并根据假设中的未来事件调整我们现在的行为。我们的注意力有很多重要的功能，其中就包括我们能记住自己现在正在做什么，能记住自己设定的未来目标，能认识到实现目标需要经过哪些步骤。这种记忆的形式通常被称为"工作记忆"（working memory）。而我们的执行功能（executive functions）使我们能够在正确的时间和正确的地点，计划、组织和协调所有我们需要处理的任务，以此实现我们未来的目标。

当我们朝着未来的方向努力时，我们周围发生的许多事情会分散或转移我们对目标的注意。然而，如果你有 ADHD，你的注意力可能会非常脆弱，以至于你根本看不到自己的长期目标。如果你在某刻分心了，那么你可能就再也找不到通往目标的道路。执行注意（executive attention）使我们能够在与数百万种干扰相抗衡的情况下，完成各种各样的任务，这些任务既包括最简单的日常琐事，还包括更复杂的心算能力。正是由于我们的执行注意，我们才能理解自己正在阅读的内容、跟上与他人对话时的节奏、记住电影里的情节、理解他人的指示并将指示传达给其他人。[①] 当 ADHD 人士因执行注意受损而难以面向未来进行筹备规划时，我们就更容易理解这种障碍的严重性，以及这一障碍给个体所带来的影响。执行注意受损让 ADHD 人士难以过上健康生活。

难以调控认知与动机

DSM 中包含了许多关于多动和冲动行为的描述。问题是，在女性群体之中，明显的多动行为并不太常见。而且，多动会随

---

① 译注：执行注意指的是阻止分散注意力的信息进入注意力焦点、使脑保持活跃和专注的一种注意力。

着年龄的增长而逐渐减弱，因此多动在成年人中更为罕见。而各种诊断工具普遍无法捕捉到认知和情绪冲动，以及动机缺失带来的各种后果。例如，ADHD人士无法在做事和说话之前先停下来思考一下，而这点在很多诊断指南中都没有提到。在这方面存在困难的人经常以杂乱无章、缺乏计划的行动让手头的工作草草收场，甚至根本无法完成自己的任务，这可能会使他们陷入手忙脚乱之中。

许多ADHD人士并不认为多动是他们身上最严重的问题；更多ADHD成年人会认为，难以控制自己的思维和想法对他们的影响更大。然而，现在的诊断指南缺乏合适的方法测量这种"认知和动机方面的冲动"。尽管如此，这些未得到全面考察的问题可能会带来严重的后果。以社会关系为例，社交互动通常涉及调控自身行为、抑制即时满足欲望的能力。如果我们不能抑制自己在社交场合说某些话或者做某件事的冲动，这可能会带来一系列严重的后果。因此，许多ADHD人士描述的很多核心困难，包括难以建立并维持友谊、喜欢参与冒险的行为，以及自己在工作和生活中遭遇失败，这些都可以用动机缺失、认知过度活跃或冲动解释。

此外，ADHD人士通常会更难维持足够的动力忍受暂时的逆境或痛苦。即使你有充分的执行功能规划组织自己的行为，也很难实现更长远的目标。而另一方面，如果某些任务让你感觉超级有动力，你会一直做下去，这也是很常见的。你可能还是可以在很长一段时间里保持自己的注意焦点，但不幸的是，这种焦点往往没有放在必须要做的事情上面。这给其他人留下的印象是，你只关注有利于自己的事情。比如，你可能会听到这样的评价，"我见过你能够长时间地专注于绘画、除草和拉手风琴"，或者"你太懒了，你只做你自己想做的事情，而不是做你必须做的事情"。毫无疑问，在 ADHD 人士的家人口中也经常出现这样的话语。世界知名学者、ADHD 研究专家拉塞尔·A. 巴克利（Russell A. Barkley）教授曾精辟地指出：对于那些自己应该做的事情，ADHD 人士非不知也，实不能也。

ADHD 评估

神经心理学评估的目的在于为日常生活中反复出现的困难和障碍找到最佳解释模型。ADHD 评估除了需要进行一些重要的神经心理学测试之外，还需要有一群资历丰富的临床医生收集相关的信息。这个评估团队是由精神科医生、心理学家、特需教师、物理治疗师（有时还会包括作业治疗师）所组成的，这些人应该在工作中熟悉评估对象的情况，并且能够获得评估对象的认可与信任。

只有当就诊者及其亲友乐意提供必要的信息，并愿意帮助评估团队得出正确的结论时，评估团队才能进行适当的评估。在大家的通力合作中，评估团队努力将就诊者及其家人所提供的重要信息，整合并加以分析，最终得出的评估结果如同一幅个体的功能图，在上面可以找到个体的各种数据。

如前所述，精神医学诊断实际上只是一个人所经历的一系列表现、行为和问题的名称。随着我们对精神障碍机制的理解不断深化，精神障碍的诊断标签也在不断发生变化，并且这些变化还将会继续。因此，全面考察个体所经历的问题，并理解由这些问题造成的日常生活困难，是一件至关重要的事情。

如果你告诉我你有 ADHD，我对你的情况仍然几乎是一无所知的。只有对你能力方面的长处和弱点有进一步的了解，ADHD 的诊断才是有用的。换句话说，如果评估的目的仅仅是判断某人是否有 ADHD，那么这种评估几乎毫无价值。

一个良好的 ADHD 评估应该包含尽可能多的数据点。如果评估对象是儿童，评估团队会与孩子的父母、祖父母、老师和其他了解孩子及其家庭的成年人进行交谈。如果儿童和成人很难表达他们平时不怎么谈论的事情，评估团队有必要去孩子所在的学校进行实地走访，观察孩子在真实环境中出现的问题和困难，这是非常关键的一环。

如果评估对象是成年人，评估团队一般会从评估对象过去（包括童年时期）和现在的熟人、朋友那里收集间接的信息。评估对象所经历的困难必须持续至今，并且在 12 岁之前就已出现，这才符合 ADHD 的诊断标准。有时候，如果评估团队无法与评估对象童年时期的家人或朋友取得联系，或者评估对象不想让他们参与评估过程，那么评估团队可能无法确定评估对象的特征是否在 12 岁之前就已经出现。

在这种情况下，评估团队必须充分发挥想象力，寻找其他的信息来源。对许多人来说，一次合理且全面的神经心理学评估，本身就是一种疗愈的体验。幸运的话，你可能会终于恍然大悟，为什么你的生活在各个方面都显得困难重重，为什么你要比你的同龄人活得更加艰难。对许多人来说，ADHD的评估和随后的诊断，标志着他们开始朝着更高自尊的和更平衡的生活迈进，标志着他们开启了全新的人生旅程。

检查与自我报告

一些网站或医疗服务机构会提供自评量表和问卷，帮助人们识别一些基本的特征，我们能够基于此进行障碍的诊断，或者发现相关障碍的征兆。医疗机构的专业人员以及研究者所使用的筛查表格，常常需要经过严格的检查和测试，确保其使用过程中的信度和效度，由此才能帮助他们更好地找到可能有某一障碍的全部个体。然而，关键的一点是，许多经过筛查后被认为有某些障碍的人，其实根本不符合这一障碍的诊断标准。这些人可能只是比其他人存在更多看起来有问题的表现，或者他们可能有其他理由可以更好地对这些表现做出解释。

正确评估的下一步就是找到那些真正符合诊断标准的个体。这一步中我们可以使用各种方法；然而，当涉及精神医学诊断时，我们不能依赖像血液检查或放射科检查这样的侵入性检测或者纯粹客观的检查方式。相反，我们需要使用诊断性的访谈、个人陈述，以及来自评估对象身边的关键个体所提供的间接信息。我们可以通过使用不同的心理测试和数据收集的方法提高评估的准确性。

如前文所述，ADHD的诊断基于18条不同的标准，这些标准可以划分为两类（注意障碍和多动/冲动）。当一个孩子符合其中一类诊断标准中的 6 条或更多标准，并且在生活中的某些方面确实存在由这些标准特征引起的严重问题时，我们可以考虑是否最好应该将这个孩子的问题在 ADHD 诊断的语境下进行描述。17 岁以上的年轻人和成年人则需要满足 1 个或 2 个特征组中的至少 5 条标准。

ADHD 的语言
——一部惯用语辞典

令人欣慰的是，通过这种诊断标准，我们已经能够有效地识别相关的表现和描述。诊断标准给我们提供了一种具有可操作性的手段，否则 ADHD 的诊断会十分模糊，让我们难以确定一个人是否真的有 ADHD。但是，这种系统性的方法并不是完全没有问题。具体而言，对于未成年女孩和成年女性来说，我们目前现有的筛查和诊断工具可能是很有问题的。

这是因为大多数评估所基于的标准都是根据 ADHD 在未成年男孩和成年男性身上的表现而制定的。许多 ADHD 人士，不管是男性还是女性，都经常会觉得，这种诊断标准相当单一且过于简化了，无法充分反映他们在日常生活中所面临的复杂问题。

但是，在我们接触过许多具有相同诊断的个体后，我们不可避免地就会发现某些固定的模式反复出现。尽管不同个体之间存在着各种层面的差异，但是在评估团队收集到的案例叙事中，有些模式在不断地重复出现。由英国心理学家科布斯·范伦斯堡（Kobus van Rensburg）和穆罕默德·阿里夫（Mohammad Arif）开发的"ADHD语言"(ADHD language)数据库,是他们多年来从ADHD人士的经历中提取出不断重复出现的细微线索,从而搭建起来的数据平台。他们直接询问个体的ADHD表现,并专注于分析间接来源的线索,这些大大助益了ADHD的评估和治疗过程。

那么,当未成年女孩和成年女性试图解释她们的问题,认为自己出现了ADHD的典型表现,自身存在注意力不集中和多动或冲动这样的困难时,她们会怎么表达自己的想法呢?

在ADHD人士的语言中,那些符合精神科医生眼中的注意障碍表现,听起来可能是这样的:

- "当我在阅读时,我总是会在文字间跳来跳去,我常常会搞不清楚我看到了哪里,并因此错过了重要的细节。所以我经常不得不从头再读一遍,即使我努力地想加快速度,但还是要花费很长的时间。"
- "我需要写下一个长长的清单,这可以帮我记住自己必须做的事情。这样能够让我平静下来,虽然这看起来确实很奇怪。但后来我其实也没有按照我的清单行动,最终我只好又重新写了份新的清单。"
- "我讨厌别人规定的截止日期,它们让我感到有很重的负担。但我也需要它们,因为我必须给自己施加一些压力,否则我就会什么事也不做。"
- "我经常把制订计划和安排事项的工作留给我丈夫去完成。我总是搞不定做事的顺序。当他告诉我下一步需要做什么的时候,我会感到非常舒服。"

- "我无法做到一次性就能理解所有东西,反正我总是要再问一遍。"
- "我确实要很努力才能跟上进度,但我总是被脑海中突然出现的想法和趣事分散注意力,我的大脑就好像一直在喋喋不休。"
- "我的孩子们总笑话我,因为我经常问他们有没有看到我的手机、眼镜或笔记本电脑。"
- "我真的已经精疲力尽了,我只是想把最基本的东西记在脑子里罢了,我只是想在混乱的外部世界中找到一些秩序。"

ADHD人士用自己的语言描述精神科医生评估其多动和冲动的特征,可能会像下面这样:

- "即使我想认真一点,我也会匆匆忙忙地把事情做完。我可能会搞错一些细节,但我几乎总是能第一个完成。"
- "我总是希望事情一直在推进的状态。对我来说最糟糕的事情就是什么都没发生。我太太太太太容易感到无聊了!有时我会故意挑起争端消除这种无聊感。"
- "我身边的人常常会感到紧张不安。他们说我总是要么在摆弄自己的手指,要么就在咬自己的头发,要么就是一直在抖腿。"
- "其他人说我总是在'全速前进',但我常常只感到精疲力尽。"
- "我知道和我一起看电影很难熬,因为我总是会看手机,离开座位去拿东西、上厕所。我需要做些别的事情才能看完整部电影。"

- "我对慢节奏过敏，我很容易感到无聊。为了避免无聊，我几乎什么事情都愿意做。"
- "其他人说我爱捣乱，什么事都想插一脚，但我就是讨厌平淡无奇的事情。这会让我感到头昏脑涨，昏昏欲睡。"
- "我的内心从未感到过平静和安宁。当有很多事情同时发生时，我就会感觉好得多，因为这样一来，外在的环境就会和我内在的状态相匹配。"
- "这太不公平了！我真的需要休息和放松，但即使我有这样的机会，也永远找不到内心的平静。"
- "别人都太慢了，他们会在所有事情上拖拖拉拉，这太荒谬了。我的意思是，我们就不能马上开始吗？"
- "我注意到当我把别人要说的话说出来时，他们会非常生气。但我早就知道他们要说什么了，他们从来都抓不住重点。"
- "如果我不马上说出自己的想法，这个想法很快就会消失得无影无踪。我总是有一种可怕的感觉，感觉我好像忘记了什么。"
- "我就是无法控制自己；当我一想到自己要承受的种种风险时，我就感到阵阵寒意。"

另一种识别 ADHD 女性的方法是解读她们对自己的认知：

- "我一直都知道自己和别人不太一样,但是别人都不理解这一点,他们试图向我解释'每个人都有这种感觉',这时我就会感到非常沮丧。"
- "我经常忘记吃饭,但是一旦我开始吃饭就停不下来。作为一个仍然在与暴饮暴食作斗争的成年人来说,这种行为是可耻的。"
- "我在学校的时候并不是完全学不进东西。我只是从来就不明白这一切究竟是怎样组合在一起的。"
- "在控制情感和管理情绪方面,我表现得像个青少年。"
- "我的灵魂和身体都疲惫不堪,我只想有人能给我来一针镇静剂。"
- "我换过很多不同的工作,但是每当别人试图告诉我该做什么时,我总是感到很厌烦。"
- "这些年来我可能伤害了很多人。我为自己的言行举止感到羞愧。"
- "我需要吃点东西才能让自己感觉正常一些……"
- "别人说我像个小婴儿一样,是个妥妥的夜猫子。我的思绪常常让我夜不能寐,这会让我第二天早上总是起不来床。"
- "有时候,即使当我面对有意思的事情时,我也会犹豫不决。因为我知道,我将变得狂躁,然后就会把事情做得太过头了。"
- "我一生中得到过很多诊断,但没有一个真正符合我的。"
- "那些治疗在有些方面对我确实有所帮助,但是老实说,我只不过是用一种有问题的行为取代了另一种有问题的行为。"

- "我意识到人们对我其实并不信任。事实上我也不相信自己。"

作为一名精神科医生,我也能询问那些ADHD女性从其他人那里听到过什么样的反馈。她们跟我说,别人常常这样评价她们:

- "拜托,所有人都会觉得打扫卫生和结算账单是一件无聊的事情。"
- "为什么你的生活中总是充满戏剧性呢?"
- "但是我已经跟你说过好几次了。"
- "嘿,你还在听吗?我跟你说话的时候你能专心点吗?"
- "你没救了!两分钟之前你就问过我你的手机放哪了。"
- "请让我讲完后你再讲。"
- "只要你再努力一点就能成功。"
- "你到底在想什么? 我们早就讨论过了……"
- "我再也受不了你的借口了。你只是不愿意改变罢了,不然就不会还这样继续下去。"

第 2 章　ADHD 与脑

关于脑

众所周知，脑是一个极其复杂的器官。人脑由大约 1000 亿个神经细胞（即神经元）组成，每个神经细胞都和几千个与之相邻的神经元产生连接。这些连接的部位叫"突触"（synapses），电信号和化学信号可以通过突触将信息从一个神经元传递到另一个神经元。

因为现在有了脑成像技术，我们才能更深入地理解我们的思维、情绪和行为，探索它们是如何与脑的各个部分的活动过程联系起来的。每个个体的脑内部都通过特殊的神经回路进行连接，并一直处于不断变化的状态，以此对我们生活中经历的事件进行回应，并基于这些经历塑造我们的行为和人格特质。

尽管本书并不想讨论那些难度更大的神经科学知识，但正是在这门科学的帮助下，我们才能理解神经回路的作用，才能搞清楚当这些回路中的某些环节出现故障，或者某些突触无法正常工作的时候，我们会发生什么变化。神经科学使得我们能够从群体和个体两个层面，对人类行为以及差异进行更全面的了解。

在神经元之间用于信息传递的化学物质被称为神经递质（neurotransmitters）。当来自一个细胞的电信号到达另一个细胞时，神经元就会释放这些化学物质，进而影响细胞的行为。当这些信号重复出现时，神经元之间的联系就会得到加强，而神经元也会改变自身的形状，产生新的突触和信息传递路线。简单地说，这个过程就是我们从经验中学习、形成记忆、塑造习惯的基础。

额 叶
——未来可期

许多 ADHD 人士告诉我们，他们遇到的很多问题都源于信息掌握不充分时所做出的决定，或者因一时冲动而说出的轻率之言。冲动可能是 ADHD 人士出现许多严重问题的根源。如今，我们把冲动理解为脑高级功能的损伤。具体来说，ADHD 人士会出现额叶功能的异常，进而导致其无法很好地控制自己脑中的奖赏系统（reward systems），而奖赏系统恰恰是人类较早进化出的神经系统。

我们的大脑跟身体的其他部分一样，在进化过程中发生了很大的变化。尽管我们和其他"低等"的生命形式具有一些相同的脑结构，并且这些相同的结构十分古老，早在数亿年前就已经进化出来了，但是只有脊椎动物才进化出了功能更高级的脑结构的前体。

大脑额叶负责调节我们从周围环境中获得的各种外部信号。

这些信号虽然会相互竞争，但是额叶会将它们协调得井然有序。发育良好且功能正常的额叶能够帮助我们调控自身的行为，并且在许多情况下可以抑制我们的冲动，使我们的行为具有目的性和恰当性。与其他动物不同，人类可以思考并规划未来。例如，人类可以想象不同时间序列中不同行动导致的不同后果。简单来说，额叶控制我们的执行注意，并调节我们对各种情绪和感觉的反应。

我们每天都会面临着各种挑战和困难，对此我们事先都未曾预料到，也没有准备过清晰的解决方案。在这些情况下，额叶会和其他脑区协作，识别并设计出创新性的解决方案。额叶还会将其他新出现的信息纳入考量，尽管这些新信息可能会与先前的经验相冲突。基于这些复杂的信息，额叶会让我们沿着那些最合适的路径行动，进而让我们实现自己的愿望、达到最终的目标。

在我们从婴幼儿成长为青少年的过程中，脑不同区域的发育顺序是不一样的。大体上来说，后颈部的脑区最先发育成熟，然后逐渐才到额部的脑区。额叶是最后一个完全发育成熟的大脑结构。事实上，在大多数人身上，额叶要在大约 20 到 25 岁时才能完全发育成熟（女性会比男性成熟得更早一些）。

换句话说，一旦额叶的发育完全成熟，那么额叶就会起到类似交响乐团指挥的作用，以确保整个脑的旋律协调同步。你的额叶代表了你成熟、智慧、审慎的一面，提醒你在释放原始冲动之前要三思而后行。

奖赏系统
——娱乐至死

许多 ADHD 人士常常会说，他们难以抵御即时的诱惑，他们会为了转瞬即逝的快乐而牺牲长远的目标与愿望。

在智人这个物种出现之前，甚至在额叶这个脑结构出现之前，生物就已经进化出了原始的奖赏系统，我们常常能在科普读物里见到这种说法。这些位于大脑皮层之下的区域在进化过程中保持着相对稳定的状态，并没有出现很大的变化，而其他脑区则在进化过程中不断地发生改变。一个可能会令你感到惊讶的事实是，人类的奖赏系统与猫咪或老鼠的奖赏系统相比并没有什么差异。奖赏系统在进化过程中保持不变这一事实提醒我们，奖赏系统对于人类的生存而言十分重要。

我们的动机和奖赏系统能帮助我们控制自己的行为，并引导我们在特定时刻朝着对自己最有利的方向前进。事实上，这些脑区的活动为我们提供了做出即时决策的方法，从而增加了我们自身个体和人类物种的生存机会。

但是，奖赏系统并非十分可靠，它们有时也会阻碍我们朝着更长远的目标迈进。因此，我们需要更具分析性的认知能力——这依赖额叶的规划能力和后果觉察能力。我们知道，ADHD 人士在其奖赏系统被激活时会有更强烈的反应。因此，即使他们在理智上知道自己应该更加谨言慎行，也知道现在克制住自己以后会获得更大的收益，但是他们可能很难做到延时满足。

多巴胺是一种神经递质，它既在奖赏系统和额叶中发挥关键作用，又在 ADHD 的研究进展过程中扮演重要的角色。今天，大多数神经科学家都认为，多巴胺水平的失调可以从机制上解释为什么 ADHD 人士的脑对奖赏系统控制较差。这个问题的答案并不是多巴胺过多或者过少那么简单。相反，目前大多数的理论假说都认为，ADHD 人士的脑用一种与普通人不同的方式对多巴胺的释放做出反应。

基底神经节
——脑的自动驾驶系统

大多数人一听到"基底神经节"（basal ganglia）和"多巴胺"，都会联想到帕金森病（Parkinson disease）。人们会自然而然地产生这样的联想，因为多巴胺和基底神经节参与了运动的过程。然而，在 ADHD 人士的大脑中，基底神经节和其他脑区（包括额叶）之间的相互作用方式与普通人存在差异。

我们的日常生活由无数看似简单且重复的任务组成。然而，从脑的角度来看，所有的这些任务都涉及一些复杂且抽象的步骤，其程度超乎我们的想象，而且这些步骤需要按照一定的顺序执行，我们才能优先做自己想要的活动。我们达成相同目标的方式有很多种，路径的数量令人难以置信，基底神经节能够收集信息、筛选信息，并将这些信息进行自动化的加工，并由此产生最高效的行为模式（也就是形成了记忆）。

脑需要大量的能量完成各种任务，它每天大约会消耗身体日常能量摄入的20%，因此我们的身体希望我们保存能量也就不足为奇了。脑之所以能够高效运转，其中一个方法就是为我们经常做的事情制订规则和程序，这样我们就可以把精力投入到那些更加新奇的或未知的、有时可能还有些危险性的事情上面。

我们几乎无法想象自己每天究竟要完成多少重复性的任务。这使得我们非常依赖体内的"自动驾驶系统"。为了确保这一系统能够正常工作，额叶和基底神经节需要就一些基本信息的传递保持连接。

因此，基底神经节帮助我们将自己的日常任务"自动化"，而不是不断地"重新发明轮子"（reinventing the wheel）。然而，ADHD人士似乎难以将日常活动自动化。许多ADHD人士即使是完成最常规的任务也无法达到令人满意的效果，并且常常感到极度疲惫，而这可能是他们脑中的额叶和基底神经节之间的信息传递不佳导致的。

小 脑
——虽然小，但很重要

许多有ADHD的儿童和成人都会声称，自己在肢体协调和运动方面存在一些困难。他们常常感觉自己笨手笨脚，并因此陷入尴尬境地。他们也不擅长学习某些运动，走路时经常撞到别的东西，或者不小心把手上拿的物品掉到地上。

小脑的英文"cerebellum"一词源自拉丁语，意思是"小的脑"。小脑能帮助我们基于自身周围的环境协调运动和平衡，确保来自脑的信号到达正确的器官或肌肉。小脑与额叶、奖赏系统和基底神经节等存在连接，并且在情绪控制、记忆印记，以及与学习相关的认知能力方面发挥重要作用。最近的研究还表明，小脑可能与强迫障碍（Obsessive-Compulsive Disorder, OCD）中冲动和强迫症状的形成紧密相关，并且也与ADHD人士中常常出现的习惯形成和执行功能方面的困难有关。

尽管目前我们对人脑中这个至关重要但相对较小的结构还没有充分的研究，也并不十分清楚它在ADHD中究竟发挥了什么作用，但脑成像研究表明，有ADHD的儿童和成人的小脑会相对较小。而且，我们现在越来越清楚地意识到，我们应该继续探索小脑的作用，进而解释小脑是如何给ADHD人士带来各种困难的。

连通性
——脑中的连接

我们的脑由各种脑区和中枢神经组成，每一个脑区和中枢神经都有其相对应的功能。过去，我们通过研究那些因伤或因病而在脑的特定部位出现损伤的个体加深对脑不同区域的功能的理解。

尽管有大量的脑部成像研究显示，ADHD人士的某些脑区存在一些差异，但ADHD导致的问题是如此复杂，以至于这些形态学方面的解释过于简单，我们无法通过某些脑区大小的差异说明为什么ADHD人士出现了某种问题。

近年来神经影像学所取得的进步，可以帮助我们理解不同脑区之间的神经连接是怎样的，以及这些神经连接是如何影响ADHD人士的，并且能够解释为什么在许多重要的人类行为和功能方面，ADHD人士与普通人之间会存在如此多的细微差异。当前主流的观点是，支撑脑结构的"白质"（white matter）组织在ADHD人士脑中成熟得较晚或发育得较慢。因此，ADHD人士的脑神经元的生长速度较慢，轴突的绝缘程度较差，神经信号的传递效率也较低。这可以解释为什么ADHD会带来功能损伤，以及为什么ADHD在不同人身上的表现会不一样。

ADHD人士中出现的脑发育延迟会导致许多不良的后果。拿房间里的照明设施做类比，房间里的灯泡和开关代表不同的脑区，而房间里的电线就是不同脑区之间的神经连接和轴突。当电线绝缘性较差或者发生断裂时，灯光会闪烁或熄灭，即使灯泡和开关完全正常也无济于事。

多巴胺
——一个关键的角色

如果每有一个ADHD人士向我描述他们发现读完一整本书、看完一整部电影或进行一次完整的谈话有多困难，我就能得到一分钱的话，那我今天已经是百万富翁了。想象一下，ADHD人士不断被周围的环境或内心的想法分散注意力，这是一件多么麻烦的事情。更不用说ADHD人士在学校或工作中要想熬过其他人所谓平常的一天会有多辛苦，因为其他人可以过滤掉外部刺激，而ADHD人士则不行，而这往往会导致他们情绪崩溃。这些关于注意力控制和情绪调节的问题与一种叫作多巴胺的神经递质密切相关。

脑各个区域的神经元簇通过释放不同的神经递质和电脉冲信号相互交流，这些电信号通过高度复杂的轴突（axons）和树突（dendrites）网络进行传递。轴突负责释放神经递质，树突则负责接收神经递质。多巴胺能帮助我们控制许多的日常行为，并且能使我们避免出现一些问题行为。在多巴胺释放的时候，我们会感到充满能量、内心愉悦。原因很简单，那些能够增加我们生存机会的东西会触发我们体内多巴胺的释放。我们会将那些多巴胺带来的快乐与诱导多巴胺释放的事件或行为联系起来，久而久之我们就会优先做那些会给我们带来快乐的事情。多巴胺能帮助脑进行评估：对于我们在任何情况下都应该采取行动的事情，我们会优先考虑这些事项，并做出相应的选择。而在 ADHD 人士中，他们的多巴胺系统是失调的，他们的脑会不断地遭受攻击，因此他们难以从无数的刺激中选择合适的行为，也无法做出相应的行动。不幸的是，多巴胺还会让我们接触那些从长远来看对身体有害的东西，比如尼古丁、酒精和毒品，这些物质可以快速且高效地释放大量的多巴胺。因此，当一个人做某件事情根本停不下来，并且有一种满足感和喜悦感，这时他的多巴胺系统就在发挥作用。全身心地投入到某项活动之中，而且几乎无法转移自己的注意力，也无法停下手头的工作，这种现象也被称为"超聚焦"（superfocus）。

通过脑成像研究，我们了解到 ADHD 人士的脑在多巴胺调节方面存在问题。他们身体里的多巴胺要么过量，要么缺乏。

ADHD人士很难适应这种能量水平的异常，很难拥有足够的动力，也很难保持这样的动力完成相应的任务。

对于ADHD人士来说，所有输入的信息都会释放等量的多巴胺。新信息或不同的信息会危及注意力。而我们关于ADHD的许多知识都来自对一种药物的研究，这种药物会对ADHD的核心特征产生影响。20世纪30年代，美国的研究人员偶然发现，一组基于苯丙胺（amphetamine）而研制出的药物（中枢兴奋剂）改善了许多ADHD人士的症状。最初，这些药物的目标是减轻有各种精神障碍儿童的头痛症状，而研究结果证明这些药物能够对他们的多动行为、社交技能和学习成绩产生有益的影响。

认知与意识
——我们如何让自己和他人产生联系

由于精神医学家和心理学家会使用许多复杂的语言和专业术语，这可能使我们难以理解许多大脑中发生的事情及大脑功能背后的理论。此外，并不是所有的表达都能被转化成我们理解的内容。认知（cognition）和意识（consciousness）是神经科学中常用的术语，但我们并不总是能完全理解这两个词的含义。这可能是因为这两个词之间有含义上的部分重叠。认知可以被理解成"知道"（knowing），一般来说这个词的含义会比我们所说的"意识到"（aware of）要更广泛一些。从某种意义上讲，存在于我们长期记忆中的所有信息都是我们"知道"的东西，即使我们在无意识地访问这些记忆内容时也是如此。相反，意识并不仅仅是认知，因为对于有些我们所经历的事物来说，我们并不能很确切地知道它们对我们意味着什么，比如一些感受和情绪。因此，情况会变得非常混乱，因为存在一些形式的认知涉及不到意识（如"知道"），也有一些形式的意识不涉及认知。因此，在本书中，我们只好采取一种简单的方式，就是将意识和认知看成是一些概括大脑重要过程的术语，这些过程对于我们理解ADHD的基本表现形式非常重要。

执行功能
——脑的飞行控制塔

很多ADHD人士告诉我，当他们未能完成那些自认为能够或应该完成的日常任务时，他们会有一种挫败感，同时还伴随着自尊心的下降。对于许多ADHD人士来说，制订计划、组织安排、整理优先顺序、开始处理自己需要解决的任务是非常困难的事情。

受ADHD影响的儿童和成年人常常会发现自己比别人更难记住东西，也难以根据可能的信息做出决策，无法调整自己的行为以适应环境的变化，或者不能依据自己先前的决策和经验展开行动。

更复杂的事情是，许多ADHD人士可能在其他领域展现出非凡的天赋，例如，在语言或社交技能方面表现出色。因此，由于个体能力水平的分布不均，ADHD可能会在不同的人身上出现不同的表现，这会使得ADHD的诊断难以被人们所理解和接受，不论是对于 ADHD 人士本人还是对于他们身边的人来说都是如此。

为了更好地理解和把握这些复杂的过程，我们可以将执行功能比作一个大型国际机场的飞行控制塔。我们的执行功能会跟踪脑在任意时刻所接触到的无数的信号，这就跟在飞行控制塔里工作人员所做的事情一样。

当然，这一过程既适用于我们脑接收的内源性信号的刺激（身体或器官发出的关于情绪或感觉的信息），也适用于外源性信号的刺激（来自复杂环境的刺激），有时这些刺激会给我们的大脑发送相互矛盾的信号。如果控制塔里人手不足，就像在第 9 章中 F 女士所描述的那样，所有传入脑中的信息很快就会汹涌而来，变成一团乱麻。

需要记住的是，ADHD 人士脑中的"控制塔"并不是存在缺陷或者有什么先天不足，只不过它们的工作方式与其他大脑不同。一般而言，这些功能上的不足与智力的关系不大。在这个意义上，ADHD 人士并不是不知道自己必须做什么，而是他们无法做自己必须做的事情，尽管他们知道这些事必须要完成。

除了对计划、组织和任务的优先级进行排序外，脑的"控制塔"还涉及重视程度与动机水平的调控。脑能调节我们的注意力和能量水平，这样当事情变得复杂或容易分散我们的注意力时，我们就能继续前进并且付出更多的努力。我们需要暂时地转移注意力，然后再回到手头的任务上。转移注意力是一个非常重要的能力，一个很好的例子就是当我们开车的时候，过度关注某个特定的物体是没有用的。为了能安全且高效地驾驶，我们需要能够迅速地转换我们的焦点和注意力。我们需要评估和考虑多种情况，同时不断将我们的注意力在道路和不断变化的交通状况之间来回转移。许多有ADHD的人在这方面存在困难。实际上，交通事故可能是ADHD人士的执行功能受损和复杂注意力缺陷导致的严重后果。

另一个例子是处理复杂的、多步骤的任务。多任务处理对于所有脑而言都是一个苛刻的要求。然而，许多ADHD成年人会认为自己是多任务处理的专家。但实际情况是，大多数时候ADHD人士在处理多任务时会产生能量的损耗，这是由于他们在对不同任务的优先级进行排序、完成任务、有效管理工作日程和记住自己要处理的工作等方面存在问题。我们的执行功能也能帮助我们激活短期工作记忆，使我们能够检索到对于特定情况来说重要的经验。而ADHD人士很难记住并按照给定的指示、以正确的顺序完成自己的任务。

此外，脑的"控制塔"负责收集和处理关于时间的预估，以确定不同任务需要多长时间才能完成。除了记忆力问题，许多ADHD人士告诉我们，他们很难习得那些日常任务，无法将这些任务进行自动化的处理。许多人会说，他们自己忘性很大，并经常感到困惑，他们常常走进一个房间之后忘记了他们为什么要进到这个房间里来。有些人在学校记忆单词、乘法表或课程表时就遇到了巨大的困难。我经常听到一些ADHD成年人声称自己没有童年记忆，或者他们发现自己很难记起某件事情实际上是在多久以前发生的。

我们能够表达自己的想法、找到合适的词语描述某种情况、协调肢体语言、调控语言交流的强度和速度，而这些能力也涉及我们的执行功能。我们需要能够连贯清晰地与他人谈论自己的经历，需要处理并理解他人所说的内容。对于一些 ADHD 人士来说，这是一个严重的问题；而另一些 ADHD 人士有语言方面的天赋，他们可以用自己的语言能力弥补其他认知领域的能力损伤。

知觉、感觉输入和运动控制

你作为 ADHD 人士，是否会对来自外部世界的刺激和感觉输入非常敏感？抑或是对自己身体发出的信号十分敏感？许多 ADHD 女性会觉得自己对周围的环境缺乏过滤的能力，她们会注意到很多别人没有注意到的事情。还有很多 ADHD 人士告诉我们，他们就是无法忍受衣服贴着身体的感觉，以及在所有社交场合中出现的嗡嗡声都会让他们精疲力尽。

虽然这些条目并不包含在 ADHD 的诊断标准中，但是对于 ADHD 人士而言，对知觉刺激过于敏感是常有的事情，并不是什么特例。许多 ADHD 人士会表现出感知觉和运动能力的损伤。

知觉可以描述为我们的各种感官如何接收、感知以及对来自内部和外部刺激做出反应的能力，或者我们处理视觉和听觉信息，并将这些信息与我们的自主运动协调起来的能力。如果"控制塔"的执行功能部分受到影响，你可能会感到自己笨手笨脚或者不知所措。

有些人可能从小写字就潦草难认，有些人不会接球，还有一些人对气味或触摸非常敏感。有些人可能很难在熟悉或陌生的环境中确定自己的位置，这就是我们通常所说的方向感比较差。

自我监控与自我知觉

很少有人在讨论 ADHD 时谈到的一点是，受损的执行功能可能会导致社交困难。人们并不总能意识到脑的控制塔对于自我监控、自我反思和自我控制有多重要，也就是说我们没有意识到我们可能对自己的行动和行为无法掌控。我们在处理挫折、控制即时的情绪和冲动时也是这样。许多 ADHD 成年人常常会感到羞愧，因为他们经常会对朋友讲出一些不合时宜的话，或者在生气的时候无法控制自己的语言，这些话会伤害到他们的朋友。尽管有时候他们会非常后悔，但是这也于事无补。当他们说出冒犯别人的话时，并不总是会有补救的机会。

那么，这一切是如何连接在一起的呢？

我们可以从不同脑区如何处理信息并相互通信的角度理解许多与 ADHD 相关的问题和痛苦。我们从外界接收到的所有刺激都需要通过多个脑网络进行评估，并对信息的优先级进行排序，这样我们才能合适地选择出那些重要的信息，并做出恰当的反应，以期实现我们的长期目标或短期目标。脑的"控制塔"在一刻不停地工作，并在混乱的输入和输出信号中创造秩序。

一些 ADHD 人士的脑中好像缺少了过滤器。想象一下，你的脑是一台突然失去过滤病毒和垃圾邮件能力的计算机，不断受到攻击。你该如何解决这一切？打开哪些文件是安全的？你应该先回复哪封邮件？哪些事情可以等会再做？

额叶与其他脑区之间的通信使我们能够对时间有所感知，我们可以对信息的优先级进行排序，基于此构建我们的生活，并抵制即时诱惑以获得延时满足。在ADHD人士中，这种通信能力可能会不同程度地受到损害。在日常生活中，这种损害可能会表现为到了单位才发现东西落家里了，或者过了很久才发现账单逾期了，又或者因为一些不确定因素而犹犹豫豫，最终导致自己无法完成工作任务，也无法搞定自己的课程作业。

额叶和大脑其他部分之间的这种相互连接程度并不等同于智力水平。一个人可能是有天赋的，也可能是聪明的，但她就是无法完成给定的任务，无法写出来报告，或者无法在小组作业中提交她应该完成的部分。如果你混淆了一个人的智力水平和执行功能，没有意识到这二者是不同但又平行的两种能力，那么你就容易轻率地做出评价，比如这个人很懒，或者那个人控制欲很强。

然而，重要的是，对于那些遇到这些困难的人来说，理解这些困难同样令人感到沮丧，而对于其他人来说也是如此。当我们的执行功能受损时，或者说当我们的脑"控制塔"中人手不足时，所有的信息都必须进行手动处理。ADHD人士无法像其他人一样开启自动驾驶系统，或者使用脑的节能功能，这对他们来说是一个过于"奢侈"的要求。因此，如果你建议他们放松一点，这看起来是好心，但可能会帮倒忙，甚至会给他们带来伤害。对于ADHD人士来说，保持控制感似乎是必要的，这样可以让他们混乱的内心保持在一个恒定的秩序之中。

一项名为"棉花糖测试"的著名心理学实验显示，即使是同为4岁的孩子，在自我控制方面以及为了将来的回报而延迟满足的能力方面也会表现出差异。对参与这些实验的儿童进行跟踪研究的结果也表明，那些在早期能够控制自己冲动行为的儿童之后在学校里的表现也会更好。

我们今天知道，ADHD 儿童的大脑额叶发育成熟的时间可能会比普通孩子滞后好几年，这使他们比同龄人更难发挥许多重要的大脑控制功能。我再次强调一下，额叶发育迟缓与智力或其他天赋之间的关系并不大，但额叶发育迟缓显然会影响脑的执行功能，这使他们更难以抵抗突然的冲动——比如，告诉老板自己对她的管理风格的真实看法是什么样的，或者明知这块巧克力会让自己感到恶心但还是选择吃掉一整块。ADHD 人士在生活中常常会根据不充分的信息和局限的后果分析做出仓促冲动的决定，这可能给人带来一种他们根本不了解什么才是对自己最好的印象。然而，正如我们现在所知道的那样，通常来讲实际情况并非如此。

S女士和坏掉的"伺服系统"

S 是一名年轻的女性，她向我描述了执行功能受损的人是怎样生活的，这些内容非常符合我们对 ADHD 的科学理解。我曾与 S 女士进行过结构化访谈，访谈的目的在于使用神经心理学评估方式检查她的情况是否符合 ADHD 的诊断标准。在一次访谈中，她告诉我："没错，你说的所有情况我都符合。但我的情况更像是我做任何事情都无法保持在适度的状态中。对我来说，做事情要么做到底，要么根本就不做，就好像音量控制中的伺服系统无法正常工作一样。"

她接着说:"并不是我不知道该怎么办,而是我就是没有办法完成。"

当S女士还是个孩子时,别人经常说她是一个名副其实的假小子。她非常活跃,性格外向,经常和她的哥哥以及哥哥的朋友们一起玩。她的性格也十分泼辣,无论从事什么活动,她都会全心全意地投入其中。她认为,当时别人不觉得她性情暴躁,很大程度上是因为她几乎只跟那些比她大的男孩玩耍。

她说:"我猜测,当我罚丢点球后大发脾气时,那些男生可能会觉得我很好笑,或许也觉得我有点可爱。"

据S女士的母亲说,S女士小时候是一个邋里邋遢的孩子。她会把她的东西丢得到处都是,她的房间永远看起来像是被敌军扫荡过一样。S女士记得,当她还是个小女孩的时候,她自信开朗,无忧无虑,几乎想不到自己日后会有如此大的麻烦。随着年龄的增长,她发现自己难以建立并维持秩序,她也因此变得越来越沮丧。尽管她经常尝试着开始打扫卫生,但到最后一切都还是一团糟。

在她十几岁的时候,情况变得更加混乱,尤其是在情感方面。她的家人和朋友再也不将她热烈的性格认为是一种天真活泼的表现。S女士感到十分羞愧,因为她无法控制住自己的情绪。她的内心不是被困在情绪的巅峰就是情绪的低谷,她不知道如何调节自己的状态、能量和情绪。有的时候她甚至陷入抑郁。

"在那些日子里,我感觉自己的内心好像已经死了,做任何事都没有意义。哪怕是最小的要求我也感觉要把自己压垮了。尽管我知道,只要换一天我就可以毫不犹豫地搞定这些事情。而当我的情绪亢奋到无法抑制的时候,那些我喜欢做的事情也会成为问题。其他人觉得我很狂躁,无法理解为什么我就不能消停一会儿。当我精力充沛时,我会同时开始做很多的事情,以至于我完全不清楚自己到底需要做什么。

"一切都变得一团糟。到最后我什么也没有完成。最难的是,我不知道我的能量什么时候会上升,又在什么时候会下降。它变化得如此之快,似乎没有任何合乎逻辑的原因。结果我只会让别人感到失望。"

尽管S女士知道自己应该做什么,也知道自己要如何去做,但是她难以制订规划,无法调控自己的能量水平,在控制自己的行动、情绪和行为方面都遇到了困难,这给她的生活带来了麻烦。她觉得自己似乎无法控制心绪。随着时间的推移,这逐渐侵蚀了她的自尊心,摧毁了她的自我形象,以至于她经常感到万念俱灰,前途无望。

第3章 激　素

　　一些人每年都会经历几次重大的激素水平变化，这并不奇怪。女性性激素不仅会在几个月内反复波动，而且还会在整个生命周期内不断变化，这种波动会一直从青春期持续到更年期。然而，由于过去几乎所有关于 ADHD 的研究都基于的是未成年男孩和成年男性（直到最近才有所改变），因此 ADHD 的评估和药物治疗方案主要是针对激素环境更稳定的脑进行检测和制订的。

　　虽然我们知道药物剂量要随着孩子的生长发育进行调整，但是我们对于 ADHD 的症状如何在女性的不同生命阶段或激素周期中变化，以及她们的药物治疗方案应该如何依据极端的激素波动进行调整，目前还没有相关的讨论和研究。这应该引起我们的关注，因为 ADHD 未成年女孩和成年女性告诉我们，在青春期、月经周期的某些阶段以及怀孕期间和生产之后，她们失去了对自己情绪和能量水平的控制。有 ADHD 的年长女性向我们描述了她们的 ADHD 症状在更年期中是如何变化甚至恶化的；在更年期前后的多年里，她们需要忍受更多的脑雾、失眠和情绪失调问题。在激素波动期间，许多女性，无论是否有 ADHD，都会遇到严重的困扰和认知上的困难，她们会变得更加冲动，并且常常难以在日常生活中保持正常的状态。

尽管我们的研究还不能为所有这些现象之间的关系提供可靠的解释，但是我们仍然需要认真对待这些陈述。具体来说，在制订 ADHD 的治疗计划和其他干预措施时，必须考虑到那些与激素相关的个人经历。遗憾的是，今天的情况并非如此。那么，就让我们仔细看看，女性的身体和大脑在激素变化的过程中会发生什么，以及这种激素变化可能会对 ADHD 的症状带来怎样的影响。

A女士和反复发生的攻击

A 女士在上中学的时候就被诊断出有 ADHD。当时，女孩被诊断有 ADHD 是非常少见的，但 A 女士表现出了许多在男孩身上更常见的多动和冲动的症状。A 女士花了很多年才终于发现其中的线索，并且意识到自己的亲密关系中存在着一种十分令人不安的模式。

在她寻找爱情的尝试再一次失败后，一个朋友建议她下载一个记录经期的应用程序。A 女士发现自己每次经期到来的时候总是会有这样一种情绪的模式：低自尊、抑郁、过度敏感、对身体接触感到厌恶、易怒，尤其是在月经来临前的一两周就会很有攻击性，对待他人毫不客气。

之后，A 女士意识到自己在这些负面情绪期间结束了几段关系——她在每次争吵后都感到十分痛苦，追悔莫及，她无法挽救自己的友谊，长期沉浸在悲伤之中。这么多年过去了，她遇到的问题并没有变得更容易解决；事实上，情况恰恰相反。当她二十多岁的时候，这些不受控制的情绪发作和攻击性行为会在月经到来前仅仅持续几天。现在,在她四十多岁的时候,这种情况常常会持续两周或更长时间——超过半个月的时间里她都被这种情绪所控制,这占据了她一半的生活。

A女士认为,在她月经前两周里她会经历一场"豪华版的ADHD",她的ADHD表现会加重,提前精心准备的预防机制和应对策略都在此时失效了。如今,A女士通过经期应用程序跟踪她的生理期,并且与她的精神科医生一起决定她服用ADHD药物的剂量,这样一来大部分问题都得到了控制。就像糖尿病患者会根据多种外部和内部变化因素调节胰岛素的剂量一样,A女士根据自己在月经周期不同阶段的状态调整药物剂量,并通过这一简单措施极大地改善了自己的情绪状态和控制愤怒的能力。

此外,她意识到了自己的心理问题归因于生物学因素,由此她过去受损的自尊也得到了恢复。她可以提前进行规划,并且留意自己的生理状态,帮助自己在精神脆弱的经期内不会惊慌失措,避免做出可能带来长期不良后果的仓促决定。

雌性激素与大脑

ADHD的症状从来都不是凭空出现的,我们必须将其放在个体内部的生理和精神情况以及外部环境中进行考察。这一事实对女性来说可能尤其如此,因为雌激素作为女性性激素会影响脑的发育和日常功能。此外,女性的激素水平在其一生之中和每个月经周期内都会发生很大的变化,这不仅会影响到生殖器官,还影响到脑中的信息输入和输出。

不幸的是，我们目前还没有充分地研究正常的激素波动如何影响 ADHD 女性。对于内源性激素如何与治疗 ADHD 的各种药物之间相互作用，我们也知之甚少。但是，ADHD 未成年女孩和成年女性一直告诉我们，对她们来说，激素正是问题的关键所在。在我们获得更具体的事实之前，有一些重要的理论可能有助于我们在评估、诊断和治疗有 ADHD 的未成年女孩和成年女性时加深理解。

在理论层面上，相关的动物研究表明，雌激素和多巴胺之间的关系非常紧密，它们能够相互调节。雌激素作用于脑中的多巴胺细胞[1]，并刺激细胞中与多巴胺合成有关的酶的活性。此外，对于大多数女性而言，月经周期中雌激素和孕激素（另一种女性性激素）的自然波动，会影响她们的决策、社交和情绪调节等多种认知过程。尽管目前我们仍然不清楚 ADHD 女性的身体是如何对激素波动做出反应的，但有几篇报告揭示了孕激素（包括天然孕激素以及避孕药中的人工合成的孕激素）对女性情绪的影响。

此外，或许是由于雌激素和多巴胺之间存在相互作用，用于治疗 ADHD 的中枢兴奋剂的药效似乎也会受到性激素变化的影响。许多相关报告显示，在月经周期的第一阶段（卵泡期），中枢兴奋剂的药物治疗效果会提高。在月经周期的前两周，女性体内的雌激素水平会逐渐上升，而孕激素则保持较低的水平。在月经周期的后两周（黄体期）中，孕激素水平逐渐上升，抑制了雌

---

[1] 译注：多巴胺细胞即多巴胺能神经元。

激素的作用。然而，遗憾的是，目前还没有研究探讨激素波动如何影响 ADHD 的治疗，我们也不清楚是否应该根据月经周期调节 ADHD 的治疗剂量。

另一个很有意思但尚未被探索的问题是，在月经周期中服用平衡激素水平的避孕药是否可以改善育龄女性的 ADHD 症状和情绪调节能力。因此，尽管我们现在有许多有趣的假设，并且这些假设很有可能转变为治疗方案，但我们目前对于天然激素以及合成激素波动如何改变、改善或者有时甚至是加剧潜在的 ADHD 症状，仍然存在着巨大的知识缺口。而对于为什么很少有研究关注女性的 ADHD 症状与激素波动间的关系，一个善意的解释可能是，这些问题需要由不同的医学专科的医生进行处理。妇科医生处理女性性激素的问题，而精神科医生则处理 ADHD 和其他精神障碍共存的问题。因此，尽管许多女性表明，她们的 ADHD 症状恶化和日常功能受损，与她们的月经周期和终身的激素变化有关，但是当我们想要减轻未成年女孩、成年女性与 ADHD 和激素有关的痛苦折磨时，我们确实很少有确凿的证据指导我们的治疗。

童　年

从出生起，负责产生女性性激素的卵巢就处于休眠状态，性激素在女性儿童期的作用不大。女孩的性激素水平较为稳定，再加上她们的 ADHD 特征更为细微，因此其他人很难发现并理解 ADHD 女孩在人生这一阶段中的艰难。自从 ADHD 的诊断标准中的症状出现年龄从 7 岁提高到 12 岁以后，女孩被发现有 ADHD

的概率有所增加。然而，这种诊断标准的年龄限制对于女性而言仍然是有问题的，因为许多女孩在激素发挥作用之前不会表现出外在的特征。对大多数女性来说，特征会在 12 岁左右甚至更晚才会出现。

随着青春期的临近，卵巢开始产生雌激素，并且速度越来越快，直到女性第一次排卵。从这时起，雌激素和孕激素每个月都会在有规律的周期中高效地产生并相互协调。

青春期、青少年和生殖健康

青少年时期是一个充满可能性和挑战的阶段。对许多人来说，青春期及其前后的几年里可能是一段动荡不安的时期。不仅对于青少年来说是如此，对于他们的父母来说也是如此。

因此，在许多家庭中，青春期是产生摩擦和冲突的罪魁祸首。许多父母都不理解，孩子整天哭哭啼啼、大喊大叫到底有什么意义。作为五个青少年的母亲，我非常清楚这一点。老实说，当我回顾自己的青春期时，我丝毫不会感到骄傲自豪。我现在所面对的困难就是我当时向父母撒泼的报应。然而，当青少年的情绪"海啸"来袭时，我们不妨后退一步想，在拥有亲密关系的基因个体所组成的群体内部，一些冲突的发生具有进化上的优势，这个事实可能会让人感到有所安慰。

其实，人类这个物种要想发展，就必然需要年轻一辈向上一辈提出质疑，带着这种质疑他们踏上探索与形成自主个体的旅程（而这一旅程通常是相当危险的）。如果年轻人只是和父母待在家里，就不会产生新的后代，大自然也不会允许这样的情况发生。有趣的是，进化使得人类的脑尤其是额叶部分，在生命中的这一阶段还处于不成熟的状态。不知道为什么，似乎大自然希望人类自身承担这些风险，并且让人优先考虑朋友间形成的规范，而不是听从父母的建议——可能是因为只有被同龄人接受，才能融入社会群体，从而形成自己的家庭，这对人类物种的生存非常重要。

遗憾的是，青春期时脑和身体其他部位所经历的剧烈变化也可能会增加个体的压力和社会不安全感，提升有精神障碍的风险。对于有ADHD的青春期女性来说，似乎情况尤其如此。美国的一项研究跟踪调查了ADHD未成年女孩和年轻成年女性从童年到成年的情况。研究结果显示，这些女性认为她们青少年时期的生活格外艰难。她们在学校里学习成绩不佳，和同学相处也存在困难。她们会比那些没有被诊断为ADHD的女孩更早开始吸烟、酗酒、吸毒，她们也更容易有抑郁症和焦虑症。不幸的是，直到她们长到十几岁或者成年以后，其他人才会发现她们的问题，而这种情况是相当常见的。

此外，ADHD未成年女孩和刚成年的女性经常会感到自卑，遭受同伴排挤，并且往往最终会使自己陷入危险境地之中。当涉及亲密关系和性的时候，她们的处境会格外危险。研究表明，ADHD未成年女孩和成年女性比同龄人发生性行为的年龄要更早，性伴侣也会更多。她们对爱的渴望以及对同伴认可的需求，使得她们的状况会发生恶性循环，她们会面临各种各样的生殖健康风险，例如性传播疾病、意外怀孕、堕胎和过早成为母亲。事实上，我们的研究小组最近的研究显示，ADHD女性相较于没有诊断为ADHD的年轻女性，她们过早生育（即十几岁的时候）的风险增加了六倍。

目前，我们还不清楚究竟是什么原因导致ADHD女性在未成年时期过早怀孕生育的风险较高。ADHD的核心症状，例如认知功能受损、执行功能障碍和冲动，将不可避免地增加ADHD女性过早怀孕生育的风险。ADHD也会让她们难以记得服用避孕药。另外，经常伴随着ADHD出现的自卑心理和害怕被同伴拒绝的心态，以及相应的社会心理后果，会使得ADHD年轻女性陷入难以"坚定自身立场"的境地。许多ADHD年轻女性告诉我们，她们常常会同意对方进行那些让自己感觉不舒服的性行为。服用避孕药产生的精神和情感方面的副作用在年轻女性中较为普遍，而且在过去有过心理健康问题的女性中尤其常见。事实上，许多ADHD年轻女性告诉我们，由于避孕药的副作用，她们经常停止服用这些药物，并试图使用那些不太奏效的避孕方法。

在我们研究小组最近的另一项研究中，我们发现ADHD年轻女性相比于没有ADHD的同龄女性，在激素避孕药耐受性方面的问题更大。具体来说，与同龄女性相比，在口服激素避孕药后，ADHD女性有抑郁症的风险增加了五倍。另外，ADHD女性过早怀孕生育，而这一事件又处于其人生中的关键阶段，这会给她们带来其他社会心理方面的负面后果。因此，她们所需要的不应该是那些会增加不必要的情绪调节障碍和抑郁障碍风险的避孕方法，而是她们更容易获得的有效且可以替代的避孕方法。不依赖于使用者状态、长效且可逆的避孕方法，如宫内节育器（IUDs），可能是能够有效预防 ADHD 女性过早怀孕的安全方法。

遗憾的是，由于我们在研发避孕药时，常常会将被诊断有精神障碍的女性排除出临床试验的范围，因此我们对于 ADHD 年轻女性应该服用哪种避孕药仍然知之甚少。对女性独特的生理条件以及 ADHD 女性进行更多研究，可能会极大地提高身受 ADHD 困扰的未成年女孩和成年女性的生活质量。

月经周期

大多数女孩在 10 岁到 16 岁之间会来第一次月经。正常月经周期约 28 天，这个周期长度可能会有 4 天差值，在这个范围之内都是正常的，而超过这个范围就会被认为是月经不规律。排卵通常发生在月经出血前 14 天。

假设月经周期为 28 天，雌激素水平将在卵泡期（follicular phase）的前两周逐渐上升。在此期间身体不会产生黄体酮，而雌激素会刺激诸如血清素和多巴胺等其他重要的大脑神经递质的释放。先前的研究表明，雌激素总体上对女性的执行功能和注意力有积极影响。我们对激素波动如何影响 ADHD 女性并不十分清楚，但是我们经常听闻许多 ADHD 女性月经后的前两周症状较轻，不论是在情绪方面还是在日常功能方面。

在脑中，脑垂体分泌的两种主要激素——卵泡刺激素（FSH）和黄体生成素（LH），能够刺激卵巢产生雌激素并促进排卵。在排卵后，卵泡会转变成分泌雌激素的黄体。黄体还会分泌孕激素，孕激素可以调节子宫内膜，为受精卵着床做好准备。因此，在月经周期的最后两周（黄体期），孕激素水平随着已经很高且稳定的雌激素水平而上升。有一些迹象表明，孕激素可能会加重ADHD的表现，ADHD女性也经常说，她们会在黄体期内经历ADHD症状的恶化，在日常功能方面出现的问题会更多。

PMS 或 PMDD

许多女性会形容自己在月经前几天或一周特别脆弱和暴躁，情绪会出现突然的波动，并且非常容易感到焦虑和愤怒，还会出现失眠的情况。经前期综合征（premenstrual syndrome, PMS）和经前焦虑症（premenstrual dysphoric disorder, PMDD，这是一种比PMS更弱的形式）经常会导致心理和生理健康问题。

研究表明，相比于普通人群，PMS和PMDD在ADHD女性中更加常见。育龄女性所经历的与PMS或PMDD相关的问题究竟有多普遍，对此存在着很多不同的说法。这主要是因为我们尚未明确PMS和PMDD的具体表现，以及在何种情况下这些症状会被认为是异常的。此外，我们也不知道到底是什么原因导致了PMS或PMDD，也不知道为什么有些女性会比其他人遭受更多的痛苦。然而，当雌激素和孕激素水平在月经周期中波动时，身体内究竟会发生什么事情，目前我们有许多理论对此进行解释。虽然我们现在还没有完全搞明白雌激素的作用，但是它有时会被认为是脑的"超级燃料"，可以增强我们的认知和执行功能，还能提高睡眠质量、记忆力和情绪调节能力。雌激素似乎对女性一生的整体精神健康有保护作用。相比较而言，从理论层面来看，PMS 和 PMDD 被认为与黄体期内孕激素的水平上升有关。有一些证据表明，孕激素或孕激素的代谢物可能会给一些女性带来不利影响，削弱她们处理焦虑和控制攻击性情绪的能力。因此，孕激素有可能会使 ADHD 女性的控制能力和日常功能受损。

通常来说，要处理 ADHD 的状况已经够困难的了，但除此之外，许多未成年女孩和成年女性必须在激素持续波动期间应对自己的 ADHD。要想成功应对 ADHD，核心要素在于自我觉察和自我意识。不难理解，如果包括激素、情绪和 ADHD 在内的一切要素都在不断地发生变化，应对 ADHD 的难度可能会成倍增加。我们需要对这些困难充分关注，并为她们提供正确的支持，缓解她们由 PMS 和 PMDD 所叠加的 ADHD 症状，减少她们功能受损的长期风险与短期风险。

妊 娠

大多数女性，不管有没有 ADHD，会在人生的某个阶段成为母亲。然而，并不是所有的人都准备好了这种"自然的例外状态"（natural state of exception），不是所有人都预料到了这种状态会如何影响她们的激素水平和心理健康。生长中的胎盘会分泌激素，进而会影响母体的许多器官，其中就包括肾上腺和甲状腺，而肾上腺激素和甲状腺激素的释放会影响中枢神经系统和脑。

我们今天没有办法预测任何一个女性，在遇到这些激素变化时会出现哪些生理或情绪反应。也就是说，随着激素水平在短时间内发生变化，许多女性在孕期的前几个月里会感到疲倦和情绪波动，无论她们是否有 ADHD。

当怀孕期间雌激素增加时，许多女性会感觉非常舒适，各项功能也会更好——同样地，无论她是否有 ADHD，情况都是如此。然而，如果女性因有 ADHD 而功能受损，她的身体应对激素波动变化的能力和敏感性都会下降，怀孕时情况可能会加重。

有 ADHD 的孕妇通常表示自己对体内那个正在孕育的小生命感到忧虑，她们担心分娩的不确定性，害怕自己无法应对疼痛，或者对即将成为母亲陷入自我怀疑的困扰。通常来说，如果对一个孕妇的 ADHD 有清楚的认识，并且能够提供外部的支持，可以极大地改善其孕期内的问题。

许多女性在备孕时或者怀孕期间会停止 ADHD 的药物治疗，因为她们认为这些药物可能会给她带来负面影响，甚至危及体内的胎儿，而且我们确实对 ADHD 药物对孕妇影响的程度知之甚少。

目前我们还没有从那些在怀孕期间一直服用 ADHD 药物的女性那儿收集到足够多的证据，因此无法给出一些明确且普适性的用药建议。然而，我们目前没有任何证据表明中枢兴奋剂药物会伤害孕妇或者她未出生的孩子。实际上，对于孕妇是否应该继续服用 ADHD 药物，需要孕妇及其伴侣就相关的明确风险与益处进行权衡，这与怀孕期间是否服用其他大多数药物的情况是一样的。关于继续或暂停药物治疗的选择，我们应该始终基于女性个体的偏好、ADHD症状的严重程度以及相关的潜在后果。孕妇应该进行全面的检查，这既需要精神科医生做出评估，又需要一个经验丰富的妇科医生提供意见，明确ADHD和怀孕两个方面的风险因素，而且不同科室的医生之间应该通力合作。一些孕妇会选择暂停ADHD的治疗，而另一些孕妇则决定继续进行治疗。不管怎样，我们目前掌握的知识是，对于孕妇和胎儿来说，最重要的事情是孕妇在孕期尽可能地保持精神、情感和功能上的健康状态。

分娩和早育

迎接一个婴儿来到这个世界上，这可能是人生中最特别、最幸福的时刻之一。然而，对一些人来说，这种经历也可能是令人生畏又不知所措的。女性在怀孕和分娩后感到情绪低落甚至抑郁，这样的情况并不罕见。对于刚刚为人父母的ADHD人士来说，可能更是如此。事实上，研究表明，与一般人群相比，ADHD女性更容易有产后抑郁症。那些被压抑的情绪可能会给她们带来羞耻感和负罪感，而这往往为其本就艰难的处境增加额外的负担。对于一些人来说，一开始是暂时性的情绪低落，但是接下来可能会恶化为彻头彻尾的焦虑和抑郁状态，她们陷在悲观的想法中，浑身瘫软无力，恐惧即将到来的"灾难"。

了解了ADHD的基本知识，我们就能很容易明白，为什么分娩和养育婴儿，对于新手妈妈来说是一个心理健康方面的严重威胁。对于经常失眠的人来说，新生儿出生的头几个月可能是一个严峻的挑战。对于那些难以管理好自己日常生活的新手妈妈们来说，婴儿随时会对她们提出无法预测的要求，她们需要具备额外的调节能力以及情绪方面的抗压能力，这可能会让她感觉照顾婴儿的任务难以完成。

尽管我们目前对于 ADHD 女性患上产后抑郁症的风险还没有进行充分研究，但是我们已经知道，糟糕的围产期经历是一个增加 ADHD 女性患上产后抑郁症风险的因素。考虑到 ADHD 会让一个人变得更容易焦虑抑郁，使他们在规划日常生活和维持正常功能方面遇到困难，这样我们也会很容易理解，当激素波动与改变生活的重大事件同时发生时，女性会变得格外敏感。

因此，我们必须意识到，应该尽可能地预防孕妇在怀孕和分娩期间发生严重的应激和抑郁问题。如果我们能在分娩前与孕妇及其伴侣、亲人和医疗保健专业人员一起制订一个周密的计划，情况会好很多。这个计划应该尽可能具体，既要考虑孕妇的期望和担忧，又要详细地描述她的 ADHD 特质以及其他特殊的弱点，并且，孕妇可以基于这些情况提出要求，即希望周围的人做出哪些行动上的支持。但是，我们贯穿始终的目标应该是为母亲和孩子提供一个最好的开端，让他们能愉快地共同开启新的生活。

更年期与衰老

随着我们逐渐认识到 ADHD 不仅仅是关于儿童和年轻人的诊断，我们还慢慢发现大量的 ADHD 成年女性会把 ADHD 带到人生的下一个阶段，这对她们来说可能是极具挑战性的事情。大多数女性在 50 岁左右进入更年期。更年期代表着女性生育期的结束，女性体内的雌激素水平逐渐下降，直到不再产生内源性的雌激素。更年期是指女性最后一次月经后一年（12个月）的时间。女性进入更年期的平均年龄为51岁。

然而，雌激素水平的下降通常在实际绝经前的5到10年就逐渐开始了。也就是说，大多数女性会在47岁左右进入一个被称为"围绝经期"的阶段，此时她们的月经会变得更加没有规律，间隔可能会更长或者更短。有的时候月经出血量会很多，而在另一些时候量会很少。这是由于此时女性的雌激素水平和孕激素水平越来越不稳定，并且它们会随着时间的推移逐渐下降。而另外两种主要的激素，即卵泡刺激素（FSH）和黄体生成素（LH），它们的功能是刺激卵巢分泌雌激素并释放卵子，而它们的水平也会在围绝经期内产生较大的波动。最初，FSH和LH会随着雌激素水平的降低而增加，但随着时间的推移，它们也会逐渐减少，并且在女性进入更年期后保持在较低水平。因此，FSH和LH的水平可用于评估女性是处于围绝经期还是过了更年期。

进入更年期后，女性会停止排卵，因此也就不再分泌孕激素。对于一些女性来说，PMS或者PMDD的症状会减少并最终消失。然而，对于许多女性来说，无论她们是否有ADHD，围绝经期和更年期内激素水平的波动，也可能导致她们出现更极端的情绪失调和认知障碍。

对于有ADHD的女性来说，这一时期的生活可能会特别痛苦和无助。正如雌激素水平的波动会在月经周期中影响身体和大脑一样，围绝经期内激素水平无规律地波动，以及绝经后雌激素水平的降低，也会在许多方面影响女性。对于一些女性来说，这些内在的变化，再加上生活环境的变化（诸如退休、搬家或者痛失朋友、爱人，甚至是伴侣），会让她们感到更有压力。雌激素水平的下降还会影响血清素和多巴胺的水平，这样也就会进一步地影响她们的心情状态、情绪调节能力、记忆能力、能量水平和抗压能力。许多 ADHD 女性表示，她们先前存在的表现在更年期前后的几年里出现了恶化。一些人描述了她们从未经历过的 ADHD 发作症状。

一部分被诊断为 ADHD 的女性，当然也有一些未被诊断为 ADHD 的女性，会因严重的记忆障碍而寻求医疗帮助，她们担心自己可能患有失智症或阿尔茨海默病。如果问诊女性之前没有被诊断为 ADHD 的话，医生在评估过程中必须要先搞清楚，这名女性身上出现的这些症状应归因于哪种情况：ADHD？失智症？还是更年期？

对于已被诊断有 ADHD 并进入更年期的女性来说，她们的激素变化会影响 ADHD 药物的治疗效果，并且过去成功的应对策略此时却不管用了，这样的情况其实并不罕见。这时，就诊者和医生必须重新调整药物，探索新的治疗方案。

性与亲密关系

对许多人来说，性是一件涉及隐私、非常敏感的事情。然而，遗憾的是，尽管性是我们生命中很重要的部分，但是这一方面在 ADHD 的评估和治疗中很少被提及。这是什么原因呢？难道是因为对于女性来说性的问题过于私密、过于敏感了？还是说，这是因为我们从来没有考虑过 ADHD 女性在性和亲密关系方面所经历的特殊挑战？

然而，我们确实有理由相信，与 ADHD 相关的损伤也会影响个体的性生活这一私密领域。毕竟，ADHD 人士经历的许多问题，都可以追溯到关键脑功能的失调。许多被诊断有 ADHD 的女性描述了她们偶尔会遇到与性行为、性欲和性快感感受有关的困难。

也许是你为了努力维持生活而精疲力尽，以至于发生性行为对你来说就像是一个障碍一样；也许是紧张不安或喜新厌旧让你无法一直和同一个伴侣保持长期关系。

脑的奖励系统会引导我们做出增加生存机会的行为，而这与我们的性行为密切相关。因此，当我们进行性行为时，脑一定会奖励我们大量的多巴胺。鉴于我们已经知道，ADHD 和多巴胺水平的调节困难密切相关，并且 ADHD 人士更容易在涉及动机和奖励的行为上出现问题。因此，性对于 ADHD 人士来说是一种麻烦，这也就不足为奇了。这种脆弱性也可能会导致 ADHD 人士误入歧途，赌博、酗酒、暴食、吸毒，以及发生不安全的性行为。

此外，冲动是 ADHD 的核心特征之一，当涉及性和亲密关系时，冲动也可能成为一个障碍。如果你已经身处一段自己特别在意的亲密关系中，那么在突然的性冲动上来后，你就不假思索地去寻找释放的出口，这不是一个特别好的处理方法——至少如果你希望培养和维持好这段亲密关系，真的想和你的伴侣携手一生，共同分享价值观念，并且你们都认为开放性关系是坚决不行的，那么你就不应该这么做。

　　然而，尽管 ADHD 人士的奖赏系统在神经连接方面和普通人略有不同，但是有了正确的解释模型、良好的社会支持以及坚定的自我意识，ADHD 人士仍然可以过上充实而幸福的生活。

第 4 章 消失的女孩

　　正如前文所描述的那样，从历史上看，ADHD 是一个更经常在男孩身上得到确诊的障碍。根据各项研究结果显示，每诊断出 3 到 16 名 ADHD 男孩，才会诊断出 1 名 ADHD 女孩。这种分布不均在儿童期和临床人群中表现得更为突出，而在成年后这个比例则会趋于平稳。

　　出现这样的性别失衡有几个方面的原因。从群体角度而言，女孩们更经常被诊断有注意力不集中型的 ADHD。一般来说，注意力不集中的症状可能比多动和冲动的症状更难以被人所觉察，也更难以理解。简单地说，那些被确诊为 ADHD 的女孩并不会经常打扰他人。她们很难维持自己的同伴关系，也不会给任何人带来麻烦，除了对她们自己。另外，她们容易将这些失望的后果归咎于自己。因此，父母、学校、青少年诊所和医疗服务机构经常忽视她们的存在，这也恰恰反映了发生在 ADHD 女孩身上的一个严重的悖论——女孩并不经常被诊断有 ADHD，却常常容易受到 ADHD 不良预后的影响。

　　并不是所有 ADHD 未成年男孩和成年男性都会表现出行为上的过度活跃、专横好斗、惹是生非，也并不是所有 ADHD 未成年女孩和成年女性表现出的都是内心的挣扎。如果我们刻意寻找，那么就会发现 ADHD 未成年女孩和成年女性身上存在很多冲动和多动行为。但女性的多动和冲动症状，如情绪调节障碍、自伤或者做出性冒险行为，通常归因于其他病因（如边缘型人格障碍）或者社会解释，抑或被归结为环境的影响，如在逆境中成长、负面的同伴影响或创伤性事件的作用。可悲的是，当女孩身上表现出多动和冲动的症状时，人们常常认为这是她们不守规矩且过分活跃的表现。然而，对于男孩出现相同的行为表现，人们更容易将其解释为"典型的 ADHD 症状"。

一些研究结果显示，当研究者向教师描述了一些假设性的场景，其中一些儿童表现出了特定的问题，教师们往往倾向于对那些以男孩名字或男性代词指代的儿童提供更多的支持，帮助他们适应环境并进行干预。即使在研究者的描述中，除了姓名和指示代词所暗示的孩子的性别不同外，其他内容完全相同，这种情况依然存在。遗憾的是，这种对男孩症状更加关注的性别偏见，似乎在父母中也同样存在。与儿子相比，父母们更容易低估女儿身上存在的多动和冲动症状的严重程度。还有就是之前提到过的，人们似乎倾向于将女孩的问题归因于各种类型的创伤性生活事件，而将男孩的问题行为归因于医学或遗传因素。然而，父母似乎比老师更善于发现问题。研究人员推测，这可能是由于父母倾向于将自己的女儿与同龄女孩进行比较，而教师则将班里的女孩与同班的男孩进行比较。

我们之所以很难发现 ADHD 女孩，另一个原因是，这些女孩经常出现的共病现象是焦虑障碍、抑郁障碍、强迫障碍（OCD）

等内在的精神障碍，并且她们会采用完美主义的行为作为补偿的策略，因此在诊断她们为 ADHD 之前一般会优先考虑其他精神诊断。那些 ADHD 未成年女孩常常需要与社交、亲密关系和性心理方面的问题作斗争。她们也经常会有情绪不稳定的问题，并且无法调节自己的能量水平，这使她们难以发展出健康且可持续的应对策略，这对她们来说形成了阻碍。事实上，她们常常难以管理和维持自己的同伴关系，这些问题显著地降低了她们的生活质量和自尊心，使她们更难获得积极的社会网络和同伴支持。

当一个女孩未能得到正确的诊断时，她的情况可能会逐年加重。这样一来，当她最终被诊断有 ADHD 并接受评估和治疗时，可能会发展出更严重的问题。可悲的是，即使女孩被诊断有 ADHD，与那些同样被诊断有 ADHD 的同龄男孩相比，她们所能得到的支持和治疗也更少。事实上，研究表明，男孩更有可能获得精神科的诊断，并以此解释他们身上出现的困难，而女孩身上出现相同的表现后，人们却很少认为这些表现符合相应的诊断标准，而符合诊断标准是接受后续治疗的先决条件。这样的结果就是，男孩获得的诊疗与服务会更多，而女孩获得的诊疗与服务则更少。

因此，现实情况是女性在很大程度上确实更难以获得 ADHD 的诊断，也更容易出现延误治疗。然而，一些有责任心的研究人员和临床医生发现了这一问题，事情正在慢慢地发生转变，我们现在能够更好地理解 ADHD 女性所经历的独特挑战，并且在这方面取得了相当重要的进展。

自尊与人际关系

人类是社会性动物，不过社会性的程度则因人而异。我们大多数人生来就有基本的社交技能，这确保我们能在社会中存活下来。我们在童年时期逐渐发展出更高级的社交能力，并在青春期和成年早期对这种能力进行微调。随着年龄的增长，我们的社交能力会越来越重要，它们能帮助我们成长为独立的成年人。我们必须在没有照料者支持的情况下，独自应对越来越多的挑战，并适应当前和未来环境的需求。我们与他人进行有效的互动，有助于提升自尊并建立自我形象。我们需要被他人接受，并与他人和谐共处。

许多ADHD未成年女孩和成年女性对她们的生活质量和心理健康状况持悲观的态度。她们称，与ADHD男孩相比，她们更敏感，更容易羞于面对自己，更经常对自己身上存在的问题感到惭愧。她们的压力也更大，并且感觉自己无法做到跟其他女孩一样，她们的生活经常处于一种失控的状态。这些压力、自卑和社交障碍将伴随她们的一生，影响着她们现在和未来与他人之间的关系。

可悲的是，研究证明她们对未来感到悲观是合情合理的。事实证明，女孩的"ADHD行为"比男孩更难以被容忍，也更容易受到来自他人的批评。事实上，许多ADHD女孩表示，她们发现自己变得越来越孤僻，越来越感觉自己和别人不一样，越来越认为自己无所适从。

ADHD女性发现自己更难管理社交网络和人际关系。她们的朋友更少，她们的友谊往往会在混乱、争吵和冲突中结束。令人沮丧的是，她们也不太受他人喜爱，会比那些没有ADHD的人更容易受到欺凌和排挤。因此，和没有ADHD的女孩相比，有ADHD的女孩通常不太会受成年人和同龄人的欢迎，这其实毫不奇怪。

因此，许多ADHD未成年女孩和成年女性常常会谈到，她们的自卑感，甚至是自我轻视感，会伴随她们一生，而这都源于她们无法适应所处的环境。她们急切地希望自己能够有所转变。在理解ADHD人士内在困难的基础上，我们可以理解这一诊断可能带来的人际关系方面的负面影响，以及学业与工作方面的更多困难。鉴于ADHD人士一般很难迅速感知并吸收信息，因此社交场合对他们可能极具挑战性。

对有ADHD的未成年女孩进行纵向的观察研究的结果表明，注意力明显不集中的青春期女孩更有可能宅在家里，和父母待在一起，缺少朋友的陪伴。这种情况不能仅仅用"不公平"或者"令人难过"形容。此外，不论什么时候，对于那些遭到社交排斥的个体来说，以及那些无法维持内心所渴望的长久友谊的个体来说，ADHD都会给他们带来各种各样的伤害。

小O的故事——接纳独特的自己

许多ADHD未成年女孩和成年女性都描述了自己作为少数群体的感受，并发现自己与这个世界格格不入。我的一个同事给我讲述了她的女儿小O的故事。小O现在17岁。

小 O 在 16 岁时被诊断有 ADHD, 多年来她一直在学校里挣扎、在友谊中受挫。长到这么大,她断断续续地经历过焦虑、自我怀疑、抑郁和失眠。

小时候,小 O 是一个特别安静且内向的小女孩,她的家人对她的担心逐渐增加。她的母亲,也就是我的同事,联系了一位神经科医生,询问她的女儿是否可能患有癫痫并伴随失神发作。这种怀疑可以通过脑电图(EEG)进行诊断。EEG 是一种通过放置在头部的电极记录大脑活动的技术。在经历转诊和几个月的等待后,小 O 终于要进行 EEG 的诊断了。我的同事小心地告诉小 O:"医生会在你的头上粘上一些小小的贴片,然后再连上电线。你要乖乖地坐着,一点都不痛的。这样我们就能知道你的大脑有没有什么问题,或者和别的小朋友有什么不一样的地方。"小 O 在测试中的行为举止堪称典范。

几个星期后,收到的脑电图报告结果是:未发现异常。我的同事在接小 O 从幼儿园回家的路上对她说:"你还记得上次我们在你头上连上电线观察你的脑吗?一切都很正常。你的脑完全正常。"

她认为小 O 不会对那次测试有清晰的记忆,尤其是她觉得她的女儿看起来似乎对周围的环境没有太多反应和觉察。所以,她被她女儿的回答吓了一跳。小 O 告诉她:"什么?这不可能呀!"

小 O 在经过了艰难的九年后,终于接受评估并诊断为 ADHD,是注意力不集中型(ADD)。小 O 在 5 岁的时候就已经知道,自己有些与众不同。下面这句话来自 5 岁的小 O,这句话也是我所记录下来的 ADHD 人士最初的感受,同时也是最纯粹的感受，这种感受的核心就是"与众不同"："我虽然和其他小朋友不一样，但也没关系！我早就知道我和别人不太一样，但是我觉得这样也挺好。"

期　望

身为女性意味着什么？是否存在来自社会和文化场域的不成文的期望？大概吧。这些期望对有 ADHD 的人可能有影响吗？很有可能。

"我知道，我是最聪明的蠢货。我就是那种包包永远是一团糟的女孩。"

这句话来自一位 ADHD 成年女性，她说自己的手提包里总是乱七八糟的——如今，我们对这一现象并不奇怪。请记住，ADHD 会导致人难以规划并组织自己的生活，我们可能不应该指望一个 ADHD 女性会把自己手提包里的东西整理得井井有条。然而，对此其实存在很大的问题：我们是否有一种下意识的想法，那就是一般情况下手提包整洁的女性更有责任心、更聪明、更能干？一个干干净净、收拾清爽的手提包，就能代表一个人的学术成就、受欢迎程度和个人诚信吗？我们到底有多了解自己的偏见？尽管我们可能不太想承认，但是难道我们不是在以偏概全吗？我们就不会因为一些自己不喜欢的点而对一个事物的全貌持负面态度？

但是，不管我们愿不愿意承认，事实上我们经常就是这样做的。这种现象甚至有一个名字——"晕轮效应"（Halo

Effect）①。对于许多未成年女孩和成年女性来说，有 ADHD 会带来终其一生的自卑感，这是个非常棘手的问题。她们从小就拼命挣扎，试图掩盖自己与生俱来的缺陷，这样别人就不会对她们指指点点，不会说她们的性格有问题。

许多 ADHD 未成年女孩和成年女性表示，她们花了很大力气隐藏和调节自己身上存在的问题。她们常常又会为了适应环境而做得太过了，最终形成了极端的行为模式。她们每天都在掩饰内心的混乱，与 ADHD 进行殊死搏斗，但最终会导致过分的完美主义、焦虑情绪、社交恐惧、饮食失调，甚至有人还会滥用酒精和毒品。她们太害怕失去对自身情绪和能量水平的控制了，她们为让身体功能正常运转几乎尝试了各种方式。许多人投入无尽的时间和精力，只是希望自己的基本功能在生活中可以正常发挥。

当一个人不断挣扎，想要与内心的混乱保持距离时，她常常会发现自己完全无法接受事物的不完美。其他人往往只看到她们面对自己功能失调时的应对策略，她们会过分地规划自己的生活，从而展现出笨手笨脚或完美主义的一面。没有人会发现是某种缺陷导致一个女孩对自己和他人如此苛刻，人们经常试图让她放轻松点，不要设定过高的标准。例如，劝她们得过且过，不要一直做一个"好女孩"。而对于那些用尽全力才能将基本的事情安排妥帖的 ADHD 人士来说，这肯定不是最好的建议。

---

① 译注："晕轮效应"指的是一种评估者会从先前获得的片面印象对事物整体进行评价的倾向。

我们如何才能及时发现 ADHD 女孩？

要想理解 ADHD 女孩所面临的特殊挑战，我们需要考虑到影响她们的潜在因素，包括激素的自然波动、对创伤的反应、家庭结构与变化、自尊心、文化背景和社会期望。如前所述，女孩的 ADHD 症状似乎比男孩的更难被人发现和解释。部分原因可能在于对女孩和男孩的行为和问题的解释上存在一个文化和社会的过滤器。还有一个原因是女孩们很擅长找到处理自身问题的策略，并且她们比男孩更倾向于将自己的情绪转化为内心活动。

那么，我们怎样才能更早地发现和诊断有 ADHD 的未成年女孩和成年女性呢？通过什么方式我们才能让她们生活得更好，避免经年累月的内心挣扎呢？

其他症状表现

注意力不集中型的 ADHD 即 ADD 在女性中更常见。女性可能在过了一段时间之后才会被诊断出来 ADHD，但这并不意味着她们的症状是隐形的。事实上，她们的父母和她们自己经常在早期寻求帮助，但她们寻求的是针对其他精神障碍的帮助，如焦虑、抑郁、自伤行为、依赖型人格障碍或者进食障碍，而不是针对 ADHD。只有当我们能够看透她们身上的共病现象，并且提出一些明确的问题，以此揭示她们的生活策略，了解她们是如何隐藏自己因多动、冲动和注意力不集中而带来的后果时，我们才能发现她们的 ADHD 症状。

共病

焦虑和抑郁是女性寻求医疗支持的常见原因。如果那些基于循证医学且通常来说有效的干预措施，对于缓解个体焦虑和抑郁的作用不大，我们就应该考虑是否存在潜在的神经发育易感因素（如 ADHD）。

在当今社会，人们注重追求完美的外表、身材和表现。ADHD 会使个体难以控制和约束自己的行为，这可能会威胁到上述这些目标的实现。例如，食欲调节方面的问题会导致许多女性从小就在体重管理和饮食习惯上存在困扰。一些人会时而暴饮暴食，时而控制饮食，而另一些人会以厌食行为避免自己失控。ADHD 与各种进食障碍之间的关联已经在许多研究文献中得到了描述，并且与很多 ADHD 女性的描述相符。

一些 ADHD 女性在生活中经历过创伤或虐待。创伤后的表现通常与 ADHD 的症状相互重叠，这两者之间不是相互排斥的。一个复杂的事实是，ADHD 未成年女孩和成年女性更容易因为她们的 ADHD 症状而增加她们遭遇心理创伤的风险，而这是不公平的。此外，ADHD 会让她们更容易对创伤性事件产生不良反应，相比于那些没有 ADHD 的人来说，她们在经历创伤性事件后更容易出现创伤后应激障碍（PTSD）。尽管如此，许多未确诊的 ADHD 女性对于自己的症状有着错误的解释，她们认为自己身上出现的不安和多动，仅仅是早期经历过的创伤性事件带来的后遗症。实际上，并不是创伤性事件导致了 ADHD，而是 ADHD 更容易让她们受到创伤性事件的影响。

性别角色的期望

不管我们是否承认,但是社会确实对两性有着不同的结构性期望,这能帮我们解释很多行为。许多人似乎更期望女孩表现矜持、行为内敛,也更能接受男孩出现违反规则的行为,但是父母往往不能接受自己的女儿做出违逆的行为。

相比于男性,对于与ADHD相关的社交障碍,女性更加感到羞耻。社会期望女孩表现得彬彬有礼、顺从服帖,不引人注目,乖乖地听大人的话。在一些文献中,这些要求被描述为"女性社会化"(feminine socialization)。不难理解,如果这种"女性气质"是社会结构的一部分,那么它就会和ADHD人士的表现发生冲突,这些表现包括冲动易怒、躁动不安、没有耐心、不抗挫折、无法控制自己的言语、难以按照时间规划做事、学习成绩较差。

这些表现如果出现在男性身上,人们会不以为然,但当人们在ADHD女性身上观察到同样的表现时,会觉得这些女性是笨拙且木讷的,并且会在学校、家庭、朋友之间和工作中给她们带来"社交违规"(social violations)。

ADHD经常会给女性的自信心和自我形象带来负面影响,而这些自我态度和社会规范与社会价值紧密相关。感觉自己从未真正融入社会给这些女性带来相当大的痛苦。

当其他家庭成员有ADHD时

目前我们已经可以确定，ADHD受遗传因素的影响。在男性和女性患ADHD的风险因素中，遗传因素的贡献高达80%。因此，如果一个家庭成员被诊断有ADHD或存在ADHD的症状，其他家庭成员有ADHD的风险会更高，无论性别如何，即使男性和女性的ADHD症状表现并不相同。

冲突和旷课

我们仍然倾向于把女孩在学校中所经历的挣扎，归因于社会心理层面的解释。对于有相同问题的男孩，我们通常会首先考虑到他是否有ADHD。因此，当女孩无法适应学校的要求和期望时，我们也应该考虑她是否有ADHD。

外化和冒险行为

尽管ADHD对女孩来说可能是一种无声的失能，但许多人说她们特别是从青少年时期开始，就处在一种充满戏剧性且不稳定的关系模式之中。

那些养育ADHD女孩的家庭常常描述家里无休无止的冲突事件，这些事件往往让人感到精疲力竭，然而这些女孩通常能在学校或者与同龄人交往时控制自己。随着ADHD女孩逐渐长大，相比于那些没有ADHD的同龄女性来说，她们会面临更多的风险。她们中的许多人很早就尝试过性和毒品。事实上，研究表明，ADHD青春期女孩和年轻的成年女性，会比那些没有ADHD的同龄女性更容易滥用酒精和非法药物，也更容易进行有风险的性行为。因此，她们更容易面临性传播疾病、意外怀孕和受骗的风险。因此，对于那些痴迷于冒险的女孩，我们需要关注她们是否符合ADHD的诊断标准。

对激素波动的强烈反应

如前文所述，女性的雌激素水平在整个月经周期中会发生很大的变化，这会影响脑的各种活动过程和功能。目前我们还有太多事情处于未知状态，但是，我们已经有研究支持这一假设，即雌激素和多巴胺之间会发生相互作用，这会潜在地影响女性在整个月经周期中的ADHD症状。因此，当女性描述自己由于情绪失控或激素波动的相关因素，难以处理生活和工作中的事情，并且带来了很多负面后果（例如严重的经前综合征/经前失调综合征），我们应该考虑ADHD的诊断。

在那些"消失"的女孩们身上，会发生什么事情？

如果我们继续忽视ADHD女性的症状和功能损伤，我们——或者更确切地说，这些未成年女孩、成年女性和她们的家人——会承担哪些风险呢？

总的来说，我们的研究和经验发现，许多ADHD女性，以及她们所爱的人，长期以来一直有一些类似的问题。这也就意味着，如果这些女性没有获得正确的解释模型和足够的社会帮助，她们可能会在未来出现学业或事业失败和关系破裂的问题，以及发生精神和身体共病,只能在自卑中苦苦挣扎。

女孩个性品格和自我形象的发展,会因童年和青春期不断经历的失败和挫折而受损。具体而言,那些 ADHD 女性终其一生都经受着沉重的生活压力,对周围环境无法控制的无力感始终挥之不去。

第 5 章 情 绪

ADHD 并不是一种心理疾病，ADHD 人士和其他人一样生活在现实中，并且一样准确地感知现实，但是，ADHD 人士常常无法控制自己的情绪爆发，因此不得不在情绪爆发的几分钟或者几个小时之后接受他人的指责，他们自己的内心也会变得沮丧和疲惫，这往往会造成情绪爆发和不断道歉的恶性循环。

即使"难以处理、调节和适应情绪"并不在 ADHD 的诊断标准里，但是几十年来在 ADHD 研究的相关文献中，关注 ADHD 人士的情绪问题已经成为一个共识。事实上，许多 ADHD 未成年女孩和成年女性明确告诉我们，她们生活中最主要的麻烦之一就是情绪调节障碍。

在一本探讨超越 ADHD 诊断标准的书中，与情绪相关的章节的重要性自然不言而喻。这不仅因为情绪对我们至关重要，还因为情绪问题长期以来被排除在 ADHD 的诊断标准之外。诊断标准中对情绪问题的忽视，显然与 ADHD 未成年女孩和成年女性的说法大相径庭。她们认为，正是这些情绪方面的困难，给她们带来了生活中无限的挫折和悲伤。

对于 ADHD 人士来说，情绪起伏较大是常有的事，绝不是偶然出现。对于 ADHD 女性来说，情绪问题并不是她们寻求医疗帮助的唯一原因，但也是常见的原因之一。ADHD 导致的情绪不稳定，与双相情感障碍或边缘型人格障碍（情绪不稳定型人格障碍）导致的情绪不稳定是不同的，我将在下一章谈论共病问题的时候再具体展开相关的细节。然而，这些诊断可能与 ADHD 重叠并共存。

许多 ADHD 未成年女孩和成年女性都表示，她们宁愿完全感受不到任何情绪，也不想要任何的情绪波动。我们很容易理解难以调节情绪而带来的痛苦。

我们的情绪是重要信息的风向标，在最原始的层面上，这些信息能够帮助我们做出决定，以提高我们的生存机会。我们遇到未知的危险，感到恐惧并选择退缩。我们遇到威胁或攻击，感到愤怒并做好防护。我们看到令人惊奇的新事物，感到好奇并凑上前去。我们闻到腐烂的食物，感到恶心并扔到一边。

但是，我们的情绪往往没有那么准确，情绪也不是一个全有或全无的东西。此外，有些人对事物的感觉更加强烈，或者比其他人更善于处理和把握适当的情绪驱动行为。

许多 ADHD 未成年女孩和成年女性表示，她们很难理解、压抑或克制自己的情绪，并且经常会做出一些让自己事后感到懊悔或羞愧的行为。ADHD 人士是基于情绪感知去了解自己，试图预测可能会遇到的困难情况，并找到建设性的方式，以应对情绪带来的后果。

拒绝敏感焦虑

可以肯定，没有人喜欢别人指出自己的错误和过失，社交排斥（social rejection）和公众批评会给我们带来羞耻和尴尬。如果你有 ADHD，那么你可能会发现周围的人一直在误解你的意图。对于那些神经典型人士来说，周围人的意见可能会被他们认为是温和的提醒，或者是有建设性的反馈，但是对于 ADHD 人士来说，这些意见可能会被他们感知为令人痛苦的最后通牒，或者是对不公现实提出的不当意见。此外，当情绪反应调节困难成为导致失能的核心原因时，我们就更能理解为何有如此多的 ADHD 女性描述了社交排斥带来难以忍受的痛苦与恐惧。拒绝敏感焦虑（Rejection Sensitive Dysphoria, RSD）通常被描述为因真实的或感知到的被排斥、批评或取笑而引发的强烈且痛苦的短暂情绪。那些亲身经历过 RSD 的人，还有他们周围的人，都没有办法理解为什么 RSD 会带来这么大的困难。许多人在突然的情绪爆发后会感到羞愧和尴尬，开始避免可能会遇到失败或者遭受批评的社交场合。许多人还描述了他们本就很低的自尊水平如何持续下降，他们无休止地反刍自己被他人攻击、批评或愚弄时的痛苦感受，以及这些负面预期给他们的人际关系造成的消极影响。

小E和情感淡漠

十几岁时，小 E 意识到她不能相信自己的直觉。她的情绪是如此强烈，以至于她的生活和亲密关系中总是充满着紧张感和戏剧性。其他人能够调节自己的情绪强度，而小E总是陷入情绪混乱中。

别人经常跟她说"不要这么戏精"，不要让个人的情绪影响到其他人。除此以外，她的情绪可能会在一瞬间内发生变化，比如她永远无法完全确定第二天，甚至下一个小时内的情绪感受。她经常临时取消和朋友们约定好的计划。

很快，她的朋友们不再指望她会按约定出现，也不想再带她一起出去玩。有些人给她一些建议，包括她应该"听从自己的直觉"，或者"只做此刻感觉正确的事情"，但是这些建议完全没有击中要害。小E觉得自己没有直觉。或者更确切地说，她有一千种直觉，而且这些直觉经常是相互矛盾的。

小E放弃了她能掌控自己情绪的想法。对她来说，倾听自己的情绪几乎是一件不可能的事情，她根本无法专心感受情绪。多年来，小E观察那些她周围看起来既成功又快乐的人，研究他们的生活方式，由此创造自己的理想生活。她构建了一个告诉自己应何时吃饭、何时锻炼、何时学习的系统。由于参与社交场合的活动会有很大的风险，而且这些活动也并不那么令人感到愉快，因此这些活动在她的日常生活中没有一席之地。

对于她的家人和朋友来说，小E似乎终于从情感的混乱中走了出来，让自己的生活变得井然有序，但是，小E越来越容易感到寂寞空虚。

直到小E开始为她的慢性抑郁症寻求帮助时，她才接受了ADHD的评估，由此发现自己的情绪问题能够和ADHD联系起来。ADHD 不仅会让她难以调节自己的注意力,也让她难以理解和控制自己的情绪。知道了这点,小 E 开始逐渐探索自己丰富的内心世界。

现在,小 E 会留意并识别自己的情绪,然后再决定如何采取行动。她开发了一个系统"标记"自己的感觉和情绪体验,并根据它们在自己身体部位的感觉,校准它们的强度和烈度。这样一来,她成功地培养了自己的直觉。她说,她的朋友似乎毫不费力就拥有了这种直觉。

由于情绪调节能力的改善,小 E 的自尊心和自信心也得到了提升。她现在感到,即使与 ADHD 共存,也能过上充实而丰富的生活。

R女士和令人不安的沉闷

即使强烈的情绪经常会让 ADHD 女性陷入困境,但她们中的大多数人都认为,无法忍受无聊是她们最大的问题。

"我有无聊恐惧症。"R 女士曾经这么对我说。R 女士还补充说,她为了避免不安和空虚的感觉,会做出任何事情。当没有什么东西能够吸引她的注意力时,这种不安感和空虚感就会降临到她身上。

"我造成了这么多不必要的破坏和冲突,只是因为我无法忍受孤独和无聊。这太不公平了,虽然我真的需要休息,但我就是做不到。"

R 女士需要确保她总是在忙于一些事情,白天的锻炼和工作令她的大脑和身体疲惫不堪,晚上一沾枕头她就睡着了。这种策略一直很有效。但是最近,这些活动让她的身体出现了重复性劳损(repetitive stress injuries)。R 女士才四十出头,但无论是在身体还是精神方面,都得不到片刻的放松、平静与安宁。她找不到别的办法,只能把自己搞得疲惫不堪。

在她第二次因精疲力竭而病倒了以后,她接受了检查,并被诊断有 ADHD。ADHD 的诊断帮助她更好地了解了自己,她也找到了一些新的方式进行休息和放松。

R 女士尝试了无数的放松技巧,如正念冥想和瑜伽。在她接受了一项调整压力和情绪的治疗项目后,她对 ADHD 所带来的困难有了更深的理解。由此,她对自己更有耐心,也更有信心。或者就像 R 女士自嘲时所说的那样:"如果有人让我坐下来盯着一颗葡萄干看 15 分钟,却没有告诉我这项任务对于 ADHD 人士来说难度会直线飙升,我想我就会把那颗该死的葡萄干塞进他嘴里。"①

除了葡萄干冥想,她还接受了药物治疗,这对她产生了巨大的影响。所有这些治疗方案的目标都是解决她因 ADHD 而产生的倦怠,由此她也从治疗中真正获益。

---

① 译注:R 女士在这里尝试的是葡萄干正念疗法,这种治疗方式最早是由马萨诸塞大学医学院分子生物学家乔恩·卡巴特-津恩(Jon Kabat-Zinn)提出的,即通过观察葡萄干表面的纹路、感受它的质地、闻它的气味、品尝它的味道、体验吞咽的感觉等,减轻压力、提高专注的能力。

羞耻与人生机密

许多 ADHD 未成年女孩和成年女性表示，她们从小就一直感觉自己与他人不同，有时甚至感觉自己被别人疏远。对许多人来说，这种洞察力是一个绝对不能泄露的人生机密。没有人必须知道他们身上存在缺陷。

而保护这个秘密也就变成了一场永不停息的磨难。尝试保护一个脆弱的秘密，这种经历常常会让人感到心如刀绞，这其实与羞耻感密切相关。对许多人来说，这种感觉会导致疲劳、绝望、精疲力竭。

羞耻是我们基本的情绪之一，它可以规范我们的言行举止，不让我们深陷被他人排斥的风险之中。内疚和羞耻之间有着细微但又明显的区别。内疚是我们做错事时产生的一种感觉。内疚是痛苦的，但我们可以通过接受某种形式的惩罚，或者修复我们所造成的伤害，来清除内疚的情绪。

另一方面，羞耻与我们的内在缺陷有关。因此，感到异常或者感到自己存在缺陷，与我们身为人类的价值以及我们自身的存在密切相关。羞耻可能基于这样一种自我认识，即我们不配或不适合加入一个群体，我们有着非正统的行为模式或思维方式，或者就是我们不正常。以这种方式理解羞耻，就很容易理解为什么如此多的 ADHD 人士，不惜一切代价隐藏自己是与众不同的这一秘密。

通常，我们从别人身上能直接看到的并不是羞耻的经历，而是他们用来摆脱由羞耻带来的痛苦感而采取的策略和行为。

很多女性在获得ADHD诊断时感到宽慰，这或许是因为她们得到了一个有效的解释。这时她们恍然大悟，原来自己的脑因ADHD而功能受损，使自己出现这么多问题。她们觉得自己并不孤单，这通常来讲也是一种解脱。这能让许多人挺起胸膛，对自己怀有柔情。人在历经了多年的艰辛奋斗后，取得了不错的结果，内心的自豪感会油然而生。

ADHD会带来许多直接的后果，其中一种后果就是引起内疚和羞耻感。

H女士和家庭账目

我丈夫和我的关系非常平等。我们的学历相同，收入也大致相同。我们平摊大部分开销，但出于一些实际原因，我们决定由我负担家庭日常开支，而我丈夫则负责偿还房贷和支付保险，我们两个人每个月的花费基本上是相同的。

但是问题在于，我从来不会管钱。钱一进入我的账户，我就能感觉到它好像在燃烧一样，有一种要去买东西的强烈冲动。我指的不仅仅是给我自己买东西。我一直在给我们的孩子买玩具和其他一些小玩意，也给我的丈夫买了很多东西。我就是喜欢花钱，我也喜欢看到他们收到我送的礼物时脸上开心的表情。

当我无聊的时候，我也会在网上购物，但这绝不是一件明智的事情。可是出于某种原因，我就是无法阻止自己。我经常遇到还没到月底钱就花光了的情况。通常，我可以向我的父母和兄弟姐妹借钱。但在过去的几个月里，我借了几笔短信贷，这种贷款的利息真的很高。之前我还能对我的丈夫隐瞒这件事。但是最近，在我买不起孩子穿的鞋子和内衣时，这件事就暴露了。

一方面，我感到很惭愧；但另一方面，我不用再撒谎了，这其实是一种解脱。为了不让自己再陷入这样尴尬的境地，我丈夫和我达成了一致意见，最好的解决方案就是我们交换彼此财务上的角色。我每个月的薪水一入账，账户上就会自动扣除我们家庭的固定支出，这样一来我们家就不会再陷入财务危机，孩子的生活质量也就能够得到保证。我们还意识到，计划和规划家庭的日常开销，让一切都正常运转，对于我丈夫而言要容易得多。

我们可以把扣除后剩下的钱存下来，当我再做出一些不合理的冲动消费，给我的家人购买礼物的时候，我也不必感到羞愧。事实上，他们也很赞赏我现在的做法！

第6章 共 病
——生活并不公平

在许多ADHD人士身上往往会出现其他生理与精神障碍，这种情况被称为"共病"（comorbidity），这些共病将伴随他们一生。事实上，大多数有ADHD的男孩和女孩，除了ADHD之外，他们还需要与其他精神障碍作斗争。对于有ADHD的成年人来说，共病也是一个常见的现象。大约80%的成年人在有ADHD的同时，至少还会有一种其他的精神障碍。

所谓"共病"，指的就是个体除了有一种疾病外，还同时有其他疾病。与ADHD一起出现的很多共病，可以被理解为是某些共同要素导致的结果，这些要素中就包括生物学方面的疾病易感性（即ADHD与其他疾病具有共同的遗传因素），以及疾病与个体状况和环境因素之间的关系等。尽管羞耻感可能不是造成抑郁和焦虑的直接原因，但是我们也很容易设想，如果一个人在生理上已经有了抑郁或焦虑的倾向，羞耻感则会让情况变得更加严重。

ADHD不是一种在经过简单的检测之后就可以治愈的障碍。然而，ADHD的共病却是可以被治愈的。这就是为什么我们应该基于个体差异选择适当的诊断视角，才能对个体的ADHD状况进行全面的评估。通过整体论的视角，我们能够为每一个个体，找到合适的支持策略与合理的治疗方案。

伴随一生的共病

那些已被诊断或者尚未诊断为ADHD的未成年女孩和成年女性，在其一生之中的某个时刻很有可能会去寻求医疗保健和精神科医生的帮助。或许她们因为感到自己失去控制，至少已经造访过一次当地的诊所。也许她们需要有人可以倾诉，有人帮助她们理解为什么自己没有任何理由地拒绝去做那些对她们来说最好的事情。

不得不向他人寻求帮助解决自己的问题，可能会使她们的内心充满羞愧。承认自己需要精神医学的治疗，或者告诉别人自己在看精神科医生，其实并不是一件特别值得夸耀的事情。似乎那些成因不明或者情况复杂的就诊者，更容易遭遇歧视与污名的困扰。如果一种障碍在不同人的身上存在不同的表现，并且还会带来情绪和行为调节方面的困难，那么这些人在生活中会经常遭遇来自他人的恶意。ADHD恰恰就是这样一种障碍。

许多ADHD未成年女孩和成年女性都表示自己有过被他人拒绝、虐待和挑衅的经历，甚至是在医疗服务系统中，她们也会遇到类似的事情。

ADHD、焦虑和情绪障碍

焦虑和抑郁是女性中最常见的精神障碍诊断，ADHD女性患上这些疾病的风险特别高。事实上，与没有ADHD的同龄人相比，她们在一生中患焦虑、双相情感障碍和其他情绪障碍的风险高达十倍，其中青春期女孩患病的风险最大。

女性在接受ADHD的评估和诊断之前，曾多次因为普遍的焦虑、抑郁、情绪波动和嗜睡而寻求专业帮助，这是很常见的现象。无论她们的焦虑和抑郁是否归因于未被发现的ADHD，这些症状都增加了ADHD诊断被忽视的可能性。

当然，并不是所有女性的焦虑和抑郁、情绪波动和情绪爆发都源于未被诊断出的ADHD。然而，通常而言，认知行为疗法（Cognitive Behavioural Therapy, CBT）、抗抑郁药或心境稳定药物，对于原发性焦虑症和情绪障碍（如重度抑郁症或双相情感障碍）的循证治疗是有效的。但是，如果能够用女性身上出现的冲动和多动症状更好地解释广泛性焦虑或情绪失调，上面这些治疗措施就极有可能是无效的。如果青春期女孩并没有患上抑郁症，而是无处不在的疲劳和动机缺乏导致了她们的异常，并且她们身上的ADHD症状没有得到缓解，那么抗抑郁药和CBT对她们常常不会起到什么作用。

遗憾的是，许多ADHD女性仍未得到诊断，甚至被误诊过。她们没得到正确的治疗，甚至根本没有进行任何治疗的机会。一些针对美国ADHD儿童的调查显示，在获得ADHD诊断之前，予以抗抑郁药处方的 ADHD 女孩比同龄的 ADHD 男孩多三倍。其他的研究结果也反映出了同样令人难过的事实,女孩在获得 ADHD 诊断之后实际获得治疗的比例是男孩的一半,女孩遭受不必要的痛苦,社会为此付出许多沉重的代价。

M女士和无尽的黑暗

M 女士是一位中年女性。她有一个幸福的家庭,许多人可能会形容她是一个事业有成且十分自信的人,但情况并不总是这样。

M 女士告诉我,她一直生活在焦虑之中。她自己给出的这一说法,与其他人所看到的那个勇敢外向的女性形象大相径庭。她小时候很怕黑,晚上常常睡不着觉。她担心父母可能会离婚,害怕她的父母和兄弟姐妹会发生意外或者离她而去。到了晚上,或者在她没有什么事情干的时候,总是会有一些关于人存在的意义的想法一直萦绕在她的脑海之中。

她知道,自己还是小孩,思考这些哲学问题没有任何意义,只会占用她晚上的休息时间。反正没有人知道这些问题的答案,也似乎没有人能够理解她心中的恐惧。在她十几岁的某个时候,事情开始急转直下。她似乎不再那么关心生和死的问题,对黑暗的恐惧也消退了一些,但是她却开始遭受全身哪儿哪儿都不舒服的倦怠感的折磨。M 女士把她的这种状况称为"大黑暗"。

"有几次我只是躺着,无法从床上爬起来。即使只是举起手梳头这样简单的事情,对于当时的我来说也太过困难了。我没有任何动力,也没有一点力气,我没有精力做任何事情。"

她每周都去见一位和蔼可亲、心地善良的老太太，讨论她感到疲劳的原因。很快，M女士就被诊断有重度抑郁症。当时的M女士是一个善良且温顺的小女孩。到底是什么引发了这种严重的疾病？

M女士和她的治疗师试图从她的童年中寻找解释。她的焦虑代表了什么？她和父母的关系怎么样？M女士从未和父母特别亲近，但她也不认为自己的父母特别糟糕。这些年来，M女士和治疗师梳理出了一幅她和父母之间错综复杂且十分痛苦的关系图。是不是M女士从来没有感觉到她的父母真正地接受她、欣赏她？是不是她的父母特别专注于自己的事业？为什么从来没有人能对她关于存在主义哲学的沉思予以关注？进入青春期后，她常常思考自己想过什么样的生活。父母是否对她过于爱护了，以至于她无法拥有独立的人格？

几年的治疗之后，M女士断绝了与父母的联系。她的父母都惊呆了。他们是不是完全被误导了？她的父母认为他们一直在帮助M女士探索她的独立人格，因为她自己确实存在一些困难。他们尝试在学业和人际关系方面给她提供帮助，而这样做的后果难道是把经常神游的女儿引到了错误的轨道上？她的父母崩溃了，此后多年来与女儿的关系一直十分疏远。

"现在，我是一个小女孩的母亲，我的女儿和我小时候很像。这让我不得不反思，在我十几岁的时候到底是什么造成了我的颓靡。真的是我的父母吗？我也不禁想到，在我混乱的少年时代，能得到父母那么多的支持，我还是挺幸运的。当时，他们非常关心我的生活，尤其是在看到我的朋友们比我独立得多的时候。这对父母来说确实是一件比较困难的事情。但是我经常想，不管怎样，我已经做得很好了，尽管我一直在忍受自己内心无尽的黑暗。也许其中的部分原因要归咎于我的父母，他们从来没有想过完全任由我自己发展。"

最近，M女士走出了自己内心的黑暗。虽然她在确诊了ADHD之后，还是将自己的状态比作"大黑暗"，并且她也知道，她的问题出在无法控制自己的能量水平上。但是，一旦她出差或者度假，她所处的外部环境无法给她提供帮助时，她还是会感觉到黑暗仍然潜伏在那里。

与过去不同，如今她已经知道自己的倦怠感并不是通过多多休息就能解决的问题。相反，她现在需要像母亲一样好好照料自己，倾听内心的声音，理解内心的需求，发现生活的意义。她会轻轻地呼唤自己的内心，拉起自己的手，把自己从床上拽起来。她的心中常常会响起一个轻柔的声音，告诉她："亲爱的，现在可以停下来了。放下手头的工作，吃点东西，上床睡觉去吧。明天又是新的一天。"

ADHD还是边缘型人格障碍？

我们现在经常听说，ADHD女性普遍会经历激烈而快速的情绪起伏。然而，正如前文所说，情绪调节障碍并未包含在ADHD的正式诊断标准中。但是，情绪调节障碍有时会在其他精神障碍的诊断中被纳入考量。例如，在ADHD评估中，我们会根据情绪调节障碍的症状，讨论就诊者是否是边缘型人格障碍。情绪调节障碍与边缘性人格障碍有一些相同的症状表现，而这些症状都是很常见的。这两种障碍也可能出现在同一个人身上，并且有研究显示它们有着共同的遗传风险因素。我们其实并不应该对此感到意外，因为我们知道那些功能相同或者联系紧密的脑网络，在很大程度上共同参与情绪、心境与注意力的调控。

因此，不难想象区分这两种障碍有多么困难。对于大多数女性来说，边缘型人格障碍的问题在青春期开始时出现，而ADHD的症状则在儿童期就已出现。有边缘型人格障碍的女性困惑于对自我的定义，不确定自己应该如何看待自己以及其他人又是如何看待自己的。边缘型人格障碍的核心特征是个体的人际关系充满紧张、戏剧性和不稳定性，以及非常害怕自己会被他人抛弃。有边缘型人格障碍的个体对他人的感情可能会从极度亲密迅速转变为彻底排斥。他们的言行冲动，富有戏剧性，做事极端且风格变化快。他们常常一会儿把世界看成至善至美，一会儿又把世界看成千疮百孔。他们常常快速地变换自己的兴趣与价值观，这对于那些受他们影响的周围人来说，同样是一件耗费精力而且令人心惊胆战的事情。许多边缘型人格障碍人士表示自己极度空虚，严重内耗，有些人甚至还要与自伤和反复出现的自杀意念作斗争。

虽然边缘型人格障碍人士有一些极端的症状，可能患有严重的情绪调节障碍，但很明显，ADHD和边缘型人格障碍有着不同的生物学成因，这涉及不同的基本功能和行为调节能力。需要强调的是，ADHD和边缘型人格障碍都与道德感、价值观、天赋或意志力的关系不大。正如一位同时有ADHD和边缘型人格障碍的年轻女性所说："如果你坐在一辆油门和刹车都坏掉了的车里，你觉得驾驶这辆车有多困难？"

在希望和绝望之间剧烈摇摆的情绪变化，会让人感到十分担忧且充满焦虑，使人精疲力竭。即使 ADHD 的诊断标准中未包括极端情绪波动，我们也应将此问题视为 ADHD 导致的失能，并将其作为 ADHD 人士的常见症状，而非例外情况。

ADHD 和边缘型人格障碍人士都会感到内心空虚和遭受排斥，他们也难以确定自己独特的人格。也许，他们在成长过程中会有一种和其他人不一样的感觉，但搞不明白这种感觉是怎么产生的，而且他们常常无法觉察自己的感受和情绪，这会给他们带来深远的影响。

ADHD 还是孤独症？

在 ADHD 的神经心理学评估中，评估团队还应该考虑个体是否表现出了无法直接归因于 ADHD 的症状。如果是这样，他们需要确定这些症状的程度，以及尝试使用另一个诊断量表，看看其他的诊断是否可以更好地解释个体身上出现的症状。通常，为了勾勒出个体的全貌，评估团队需要着重考察个体是否出现了任何显示出孤独症的特征。

根据过去实行的 DSM-IV，孤独症和 ADHD 不可能在同一个人身上得到确诊。然而，长期以来，就诊者和临床医生都清楚这一观点是不正确的。事实是，大约 30% 的 ADHD 女性，也会表现出不同程度的孤独症特质。孤独症人士通常很难理解他人的社会行为，而他们表达自己意图、感受和需求的方式也很难让他人理解。但是，作为 ADHD 的核心症状，多动和注意力不集中的问题也给个体带来了许多日常生活中的困难，而这些困难常常也可以用孤独症进行解释。事实上，ADHD 人士经常在与他人社交过程中出现问题。比如说，如果你经常遇到严重的注意力不集中的问题，那么你自然就会错过一些重要的社交信号，导致你说出一些不合时宜的话，做出一些不合时宜的事。如果你在谈话或者在接受他人指示时走神，那么你可能会经常觉得自己很愚蠢，或者常常会因为没有跟上节奏而被他人取笑。当然，这对任何人来说都是令人沮丧和尴尬的，但对女孩来说尤其如此。社会普遍对她们的社交能力期望更高，认为她们在社交场合应比同龄男孩表现得更好。因此，当女孩面对社交困难时，往往会感到更加难过。许多 ADHD 未成年女孩和成年女性也承认，由于她们曾在社交环境中遭遇过社交失败或者社交失误且感到不适，因此她们会在社交场合中退缩。她们描述说，在经历了一场社交聚会，甚至和喜欢的人约会后，她们感到精疲力尽，而且经常需要时间给自己"充电"才能缓过来。

情绪调节方面的困难在 ADHD 和孤独症人士中很常见，这会使他们难以在社交场合与他人互动。强烈的情感可能会对其表达者和接受者都造成伤害。

此外，孤独症人士喜欢按照固定流程和惯例行事，这通常会被他人理解为行为刻板僵化，而这些行为也可能是注意力不集中和冲动的结果。也许你已经意识到，你不能相信自己的直觉和冲动。也许你也发现，制订计划、组织安排以及区分事情的优先次序，对你来说是一件不太自然的事情。因此，对生活中的大多数事情进行过度补偿，并且为它们制定严格的规则和程序，这一策略可能是一种合理的牺牲。

因此，社交压力和回避社交场合可能是 ADHD 的后果，而不是孤独症导致的问题。然而，如果你已经有一个诸如 ADHD 的神经发育诊断，其实有可能还会获得其他精神障碍的诊断。

社交焦虑？强迫症？还是广泛性焦虑症？

许多寻求 ADHD 评估的青少年和年轻人，之前就被诊断为社交焦虑或广泛性焦虑症（Generalized Anxiety Disorder, GAD）。对有些人来说，这些诊断是最好的解释模型，而对另一些人来说，ADHD 可能是一个更好的解释模型，并且能够作为干预的起点。

正如之前所讨论的，社交场合需要我们消耗大量的执行注意。不同的脑网络以及执行过程之间需要协调同步，就好像一个管弦乐队一样，在我们知道如何在社会环境中表现之前，就能够在前额叶的指挥棒下精准地演奏曲目。事实上，管弦乐队中的每位乐手必须在演奏中各司其职，才能合奏出和谐的"社会交响"，这样才不会让其他人感到困惑或不舒服。如果我们考虑到 ADHD 人士的脑在很多情境下会发生功能上的异常，那么每位乐手演奏得再好、每个人手中的乐器再名贵也都不重要了，因为我们根本没有办法让他们一起合作，演奏出令听众满意的乐章。

如果你像许多 ADHD 人士一样，发现自己很难保持注意力集中，或者难以协调自己的感知、调整自己的情绪或者抑制自己的言语冲动，那么闲聊和交往对你而言可能会是一个严重的挑战。当然，有些人害怕自己可能会搞砸事情，因此感到十分痛苦，或者过度害怕别人对自己提出负面的评判或误解，这些情况可能是广泛性焦虑症或者社交焦虑的表现，也有可能是患上这些焦虑症的前兆。但是，这样的心态也可能是个体采取谨慎策略的结果，她知道自己在谈话中很难保持注意力集中，或者自己过去曾经做过一些在社交方面比较失礼的事情。这就可以被理解为个体为了避免尴尬而采取的合理策略。

除此之外，如果我们不相信自己的"自动驾驶仪"能够正常运转，质疑自己是否真的有能力协调和执行自动化的日常行为——而这对于大多数人来说都是轻而易举的事情，我们可能会像广泛性焦虑症诊断中所描述的那样，"带着持续的焦虑来回踱步"。对可能出错的事情过于担心和焦虑，几乎总是会引发各种生理反应，例如肌肉紧张、颈部僵硬、反复头痛或失眠。为了保护自己免受这种挥之不去的焦虑感带来的困扰，我们可能会发展出强迫障碍和完美主义，这就形成了一个恶性循环，对我们的生活质量和心理健康造成巨大的负面影响。但是，如果我们确实健忘，比如真的忘记了拔掉熨斗的插头、关掉燃气灶或者吹灭蜡烛，这种思维方式可以为我们提供必要的警示。在这种情况下，每天重复那些类似强迫障碍人士所做的固定流程，可能是一个聪明的生存策略，至少在我们通过 ADHD 诊断获得更复杂的解释模型之前，这些策略是有效的。

ADHD、进食障碍和身体意象

如果我们向 ADHD 女性询问她们的饮食习惯以及她们对自己身体的感觉，大约 10% 的人会承认她们在一生中的某个时间段曾与进食障碍作斗争。还有更多人（比例可能略高于 50%）也会说她们有身材焦虑，并把食物作为调节能量和情绪水平的手段。

此外，ADHD 在超重女孩中比例过高，在 ADHD 儿童和成人中常常出现肥胖问题。根据我们对 ADHD 的了解，这一事实并不令人感到特别惊讶。ADHD 与脑内多巴胺水平的调节问题有关，而多巴胺也会参与饥饿感和饱腹感的调节。

有 ADHD 意味着个体更易受多巴胺诱因的影响，可能会出现各种成瘾问题，包括酒精、毒品、性、赌博和购物等。ADHD 与进食障碍和肥胖之间的关系也很明显。

不幸的是，ADHD 人士也常常失眠，而不是一次两次的睡眠失调，这种睡眠障碍也会导致体重的增加。当我们感到压力，无法获得充足的睡眠时，我们的身体会释放产生压力和食欲的激素，如皮质醇和瘦素，以帮助我们储存能量。这是一种聪明的生存机制，可以增加身体的脂肪储备，提高我们在不确定的情况下或危险时期的生存机会。然而，由于 ADHD 人士常常描述自己生活在压力和失眠中，这些情况是常态而非例外，因此调节饥饿感、饱腹感和维持体重的困难可能会一直存在。

ADHD 的冲动性使许多个体难以抗拒甜食和高热量食物的诱

感。此外，注意力不集中、难以识别并调节饥饿感和饱腹感，会给我们尝试保持规律健康的饮食带来挑战。也许你是一名ADHD人士，你对手头的事情太过沉迷而忘记了吃饭，几个小时后又饿又累、昏昏欲睡。此时，你的身体渴望快速摄入大量的碳水化合物、脂肪、盐和糖。在这种状态下，你几乎不可能按照先前计划的那样摄入营养均衡的食物。你会吃掉一袋糖果和一个三明治，外加许多薯条之类的快餐，再来上一杯酸甜可口的碳酸饮料。"禁食"的时间反而成了"进食"的时间，你会疯狂地进食高热量食物，远远超过每日推荐的摄入量。

又或者，作为ADHD人士，你的饮食失控，陷入了无休止的溜溜球效应（yo-yo dieting）——前一天忍饥挨饿，第二天暴饮暴食，前一段时间体重暂时减轻，后一段时间体重持续反弹。有人可能会认为，孩子在十几岁后就不会有这种行为了，但许多ADHD成年女性诉说她们仍然无法控制自己的饮食习惯，并且为此感到羞耻。

我们都会偶尔吃点能安慰我们的东西。当一段感情结束了，或者被人甩了的时候，就会把勺子伸进一桶冰激凌里；当被朋友背叛，就会点开电视剧，吃点薯条和巧克力。

对于许多ADHD女性来说，她们更加难以理解、容忍与克制自己的情绪。这些情绪表达与情绪释放方面的困难，也可能是她们选择用食物进行"自我疗愈"的一个原因。归根结底，相比于酒精或毒品，对食物的需求是合法的，沉迷于吃东西当然是一种比酗酒或者吸毒更温和的行为。然而，暴饮暴食可能导致的问题也同样严重。

有人可能认为，悲伤、羞耻或愤怒是暴饮暴食最常见的情绪触发因素。然而有趣的是，从各方面来看，对于ADHD儿童和成人来说，无聊才是导致暴饮暴食的最常见的原因。

通常来讲，生活里缺乏刺激以及不知道自己该做什么的时候，会产生一种不安的感觉，这会导致ADHD人士走到冰箱前找点东西吃。

一名ADHD人士狼吞虎咽，大口大口地吃东西，甚至还没尝出食物的味道就咽下去了，直到肚子撑得不行的时候才停止进食。ADHD人士常常描述，他们在感知身体信号方面和他人存在差异，这导致他们出现与常人不一样的饥饿感和饱腹感。此外，有认为，ADHD人士的大脑可能会延迟记录身体摄入的能量。换句话说，吃了多少食物的信号到达ADHD人士脑的速度，会比那些没有ADHD的人要慢。

我在本书中经常强调，ADHD与一个人的道德水平、性格特质和判断力水平之间没有太大关系。换言之，关于ADHD的各种可能理论，以及ADHD可能导致的各种不良行为及结果，与一个人的道德或人格无关，这点也适用于ADHD与体重管理困难和进食障碍之间的密切关系。另一方面，尽管知道做什么对自己是正确且有益的，但ADHD会使个体更加难以调节自己的情绪和行为，在饥饿感和饱腹感的感知上也不例外。要解决这些问题，我们需要了解ADHD人士的脑是如何运作的，而不是去参加一些充满善意却毫无用处的营养学讲座。

小H与无尽的饥饿

小 H 曾经是一个开心快乐、无忧无虑的小女孩。她的胃口很大，她的父母经常不得不限制她的饮食，并把诱人的食物藏起来。但是，直到她十几岁时，班里的一个男孩对她冷嘲热讽，小 H 才意识到，"吃"成为一个问题。

她决定开始节食。然而，她的策略并没有奏效。首先，她开始尝试不吃早餐，但这会让她在学校里更难集中注意力。以前她至少能在午餐之前保持注意力，现在她在早上的课堂上就走神和神游。到了午餐时间，她已经饿得眼冒金星。人们常常能看到她在学校食堂狼吞虎咽，这给了男孩们更多的机会嘲笑她贪婪的胃口。

这样一来，小 H 也开始不吃学校的午餐了。午餐与太多的羞耻和尴尬联系在了一起，体育课就更不用说了。在体重迅速增加后，在体育馆里的每一分钟对小 H 来说都是一种折磨。她过去一直喜欢到处走走、去游泳或者到户外玩耍。

由于在吃饭时感受到了别人的窥视和嘲讽，小 H 在放学后赶紧溜回家，在父母到家前尽可能地多吃东西，好让自己的用餐过程不被他人干扰。至少目前而言，她所经历的嘲讽与羞辱，只有她自己知道。

14 岁时，小 H 在网站上看到了一个关于进食障碍的视频。她认为，既然她尝试过的所有方法都失败了，那么呕吐可能是唯一的解决方案。因此，她开始通过呕吐的方式排出自己偷偷吃掉的大量食物。起初，她的体重减轻了，但很快到了瓶颈期，之后开始上升。后来，她意识到自己真的出现问题了。每天的呕吐使她疲惫不堪，向她的父母和朋友隐瞒此事也令她心力交瘁。

过了一段时间，她的父母意识到小 H 有点不对劲。她再也无法控制自己，开始待在家里不去上学，有些日子她几乎不能下床。她的整个世界都围绕着吃、食欲和她对自己身体的厌恶。此时，小 H 向父母承认自己出现了问题，并且需要帮助。她的父母联系了一家进食障碍诊所。她断断续续去了看了几年医生，但是没有什么改变。她确实有在一段时期抑制住了进食的冲动，但很快她的情况就发展成了厌食症。

小 H 概括道："我一半的童年时期以及整个青春期，都是在进食障碍中度过的。"之前的治疗没有起到任何效果，因此诊所的治疗师建议她进行 ADHD 评估。ADHD 的诊断结果就好像拼上了拼图中缺失的那一块。小 H 对自己的了解更深入了。小 H 承认，现在她与食物的关系仍然没有那么简单，但是她已经摆脱了进食障碍。她想吃什么就吃什么，只要在适当的范围内就可以了。她的第一条也是最重要的一条规则就是，任何时候都要有规律地饮食。她保证自己每天吃三顿正餐和三份小零食，特别是早上必须吃一顿丰盛的早餐。她避免空腹时快速摄入碳水化合物，但在均衡的膳食后允许自己吃些零食和甜点。她也很少喝酒，因为她注意到酒精会增加她的食欲，削弱对冲动的控制。当她坚持了这些规则后，她就可以用食物犒劳自己，她不再觉得自己的生活完全是由食物所决定的了。

酒精、毒品和成瘾

ADHD 可能会增加许多导致不良后果的风险。对于一些 ADHD 青少年来说，尝试接触烟草、酒精和毒品的倾向可能会演变为滥用和成瘾问题。

事实上，研究表明，ADHD 是酒精和毒品成瘾的一个风险因素，但原因是什么？ADHD 与成瘾之间的关系到底意味着什么？这到底是什么原因导致的？是大人给孩子带来了太多负面关注？是学校提供了错误的干预措施？是孩子经历了友谊的失败？还是孩子童年的创伤反复出现？又或者是那些"自我疗愈"的手段，非但没有减少躁动不安的症状，反而还增加了个体对酒精或毒品成瘾的风险？

越来越多的科学文献指出，ADHD 和危险物质的滥用与成瘾之间的关系，很大程度上是共同的遗传倾向导致的。如前所述，ADHD 受遗传因素的影响很大，物质使用障碍也是如此。因此，我们可以预期到，ADHD 和成瘾之间有着很强的关联。

然而，重要的是，这并不意味着每个 ADHD 人士都会成为酗酒者或吸毒者，而意味着他们更容易受到酗酒或吸毒的影响。ADHD 人士需要特别小心，谨慎对待那些可能导致成瘾或滥用的物质。

W女士和酒精

当 W 女士回顾自己十几岁的年纪时，常常感到不寒而栗。她说，她想到自己 13 岁就开始饮酒就感到后怕，当时她根本没有意识到自己究竟是冒着多大的风险。在她第一次饮酒后不久，她和她的朋友们花了很多时间安排周末的聚会。他们想办法从父母的酒柜里偷出葡萄酒和烈酒，或者诓骗自己的哥哥姐姐们为他们购买酒品，并且想出巧妙的方法避免这些行为被大人发现，这是一件令他们感到兴奋的事情。但是没过多久，W 女士意识到自己有什么东西和她的朋友们不太一样。

"就好像我身体里从来就没有一个恒温器一样的东西，我无法控制自己什么时候不该喝酒。其他人可以很快从他们的错误中吸取教训，但我还在继续喝酒，把自己灌醉。起初，我的朋友们大多只是嘲笑我，但很快他们发现，当他们不得不在我喝醉后照顾我时，我就是一个烦人的累赘。我会做很多我清醒时不会做的蠢事。事后我羞愧地想找个地洞钻进去，但是下一个周末到来时我还是会做同样的事情。这样的事情一次又一次地发生。而且这也不仅仅是招人烦的问题。受酒精影响，我也常常会做出那些令我自己都难以置信的事情，而它们往往既鲁莽又危险。我曾经和不认识的男人发生了危险性行为。我有时会喝得酩酊大醉，醒来时不知道自己在哪里，也不知道在断片之前究竟发生了什么。我醉醺醺地骑着摩托车到处乱跑。有一次我们偷了一辆车，把它开进了湖里。"

现在作为一个成年人，M 女士看起来已经远离了青少年时期的那些肆意妄为，但她心中仍然没有那个告诉自己可以喝多少而不会失去自我控制的恒温器。她意识到自己可能天生对酒精的影响更为敏感，因此她如今能够更好地照顾自己。"我现在可以更加适度地饮酒。与那些没有ADHD的人相比，我认为我对自己以及我的身体反应更加关注。当我的身体出现异常时，当我空腹时，或者当我需要在完全掌控自己身体的情况下工作时，我再也不会拿起酒杯。"

W女士还跟我们保证，她一定会和自己的孩子谈论这个家族遗传因素导致的酒精成瘾倾向。成年后，她发现她的外祖父母都有酗酒问题，这也是她母亲从来不碰酒精的原因。

小C和大麻

在父母、同伴和男朋友多年的催促和压力下，小C终于踏进了一家专门帮助年轻人戒除毒瘾的诊所。她第一次尝试大麻是在14岁，那段时间的事情对她而言就好像在昨天发生一样（这其实很不容易，因为她对接下来十年里的记忆是一片混乱的，也充满了不快）。对于小C来说，正是大麻让她第一次摆脱了困扰已久的失眠症，第一次让她脑海里一直嗡嗡作响的声音消失了。大麻为她带来了前所未有的体验。

她记不清自己和父母去过多少次儿童和青少年精神科诊所，记不清医生给她做了多少种诊断、开了多少张药方。直到她第一次接触了大麻，过去的问题都烟消云散了。

"它真的太棒了。大麻让我的脑海里一片寂静，我所有的烦忧都立刻消失得无影无踪了。吸大麻后，我终于可以按时睡着了。

而且我前所未有地感觉自己在学校里表现得更好了。我不再躁动不安，课堂也不再那么可怕了，我的自信心也增加了。当爸妈把我拖到社会服务机构时，他们好像想要剥夺那唯一能让我坚持下去的东西，而没有考虑用其他方式替代它。毕竟，我已经尝试了他们给出的所有治疗方法。我早就知道这些方法对我没用。"

十年来，小 C 几乎每天都要吸食大麻。一开始，她并没有注意到自己和那些不抽大麻的朋友们有什么不同。再后来，她就根本不在乎了。她曾经试过自己戒断或者寻求戒毒机构的帮助，但是这些尝试都失败了，每次她都很快失去动力，走回之前的老路。

她说："每个人都想帮忙，但是没有人了解问题的根本所在。但最后，除了戒毒别无选择。我的朋友们都已经开始了新的生活，离开了父母，考上了大学，或者找到了工作。只有我还在继续做着临时工，这让我的自尊心很受挫。对于这种情况，抽大麻也没有多大帮助，我只能一直焦虑不安、情绪低落。然而，我根本没有办法戒掉大麻，因为这样我就不得不面对我搞砸的每一件事和对我感到失望的每一个人。"

除了尼古丁和酒精，大麻是 ADHD 人士最常接触的成瘾物质。许多 ADHD 人士和小 C 一样，一开始大麻对他们的 ADHD 症状起到了有效的缓解作用。对于小 C 来说，了解自己有 ADHD 是戒毒过程中的重要一环。一旦她振作起来，积极寻求帮助，她就有机会在诊所接受治疗。事实上，她也很庆幸自己迈出了这一步，并且她就诊的这家机构没有因为她有大麻成瘾的问题而将她拒之门外；相反，医生明白 ADHD 可能是导致小 C 大麻成瘾的一个风险性因素。

他们利用小 C 主动接受 ADHD 评估的需求作为其戒毒的动机，并在她戒断之后启动了 ADHD 的评估。仅仅是知道有什么事情正在真实地发生在自己身上这一简单事实，就是战胜物质成瘾的强大且重要的动力。

或许这也不全是 ADHD 惹的祸？

对于一些 ADHD 女性来说，她们最大的问题或痛苦的主要根源并非 ADHD。对其中的许多人来说，过去的生活经历和其他的共病症状，可能对她们日常生活中的失能负有更大的责任。而她们在更为复杂的现实处境中所遇到的困难，只有一小部分可以归咎于自身的 ADHD。

对于一些女性来说，人格障碍、物质成瘾、破坏性的关系或抑郁症，会比 ADHD 更能解释她们目前受到的伤害。同样至关重要的一点是，ADHD 评估和干预的目的是关注可能的症状，并识别和描述个人社会心理因素或共病是如何导致这种特殊情况的。简单地说，知道个体是否有 ADHD 并不能解决问题，尤其是当他/她没有被确诊为 ADHD，也没有接受治疗或帮助时，情况更是如此。

因此，所有 ADHD 女性都必须根据其表现出的全部症状进行适当的药物治疗和心理治疗。仅仅对 ADHD 进行治疗并不能解决她们身上共存的其他问题，如物质使用障碍或人格障碍。这些各种各样的共病应该与 ADHD 一起得到治疗，或者在进行 ADHD 治疗之前就把这些共病问题处理好。

第 7 章　与 ADHD 共存

小N的故事——周而复始的烦恼

"我真的受够我自己了。我一天 24 个小时都在苦苦挣扎,想要把事情纳入自己的掌控之中。我总是觉得这样下去不行,必须有所改变。我感觉自己的生命像是缺了什么东西,这很不对劲,我需要修正过来。

"我已经数不清有多少次说过要'开始新的生活'了。每次我说我要重新开始时,我都会全身心地投入进去,自豪地向所有人宣称自己发现了问题的关键、知道了答案、找到了解决方法。但是几天之后,我又会回到原点。我羞愧地瘫坐在起点,感到脸颊发烫。我从别人的眼神中,读出了他们心里想说的话:'我早就告诉过你……'这样的想法让我胃里涌上一股令人作呕的挫败感。

"每个试图理解我并且想要给我提供帮助的人都说过同样的话:'你拥有非凡的自我洞察力,你知道自己应该做什么,你已经取得了很大的进步。'但是,他们错了。我只是在口头上非常会表达罢了。我可以使用一种特别的方式描述自己身上发生的事情,巧妙地表达自己的经验和见解，这种方式能让别人误以为我正朝着自己的目标不断前进。但是事实上，我什么都没有改变。我每天都在踩雷，还会反复踩同一个雷。我知道我这次又没有找到前进的方法，意识到这点让我感到十分压抑、羞愧难当。我好像无法再信赖自己，无法再相信自己的直觉。这太可怕了，太令我失望了，我受够我自己了。"

由于额叶和其他脑区之间交流的不充分而导致的执行功能下降，给许多ADHD人士带来了思维和情感方面的问题。也许你是众多ADHD女性中的一员，由于这种看不见的障碍，你是否不得不比别人活得更加艰难？ADHD是否干扰了你生活中的几乎所有事情，包括建立和保持最基本的日常生活习惯？

其实，你并不孤单。对于女性来说，她们将自己的生活描述为一系列永无止境的周而复始，并且愈发觉得自己在错误的道路上越走越远，永远找不到解决的方案，这样的情况其实并不罕见。还有许多女性认为，社会似乎对她们的期望会比对她们的兄弟、伴侣或者男同事的期望要更高一些，而这种观点很有可能是正确的。

小T与女性的典型特征

小T顺利地从学校毕业了。事后看来，她认为自己之所以能毕业，是因为她采取了一种迂回的策略开展自己的学习与生活。这种迂回策略就是预测。她经常通过预测朋友、老师和父母对她的期望做出相应的行动。她具有很强的社交和语言表达能力，通常会按照人们的期望行事。直到她进入中学的最后一年之前，她的成绩都非常棒。但是之后,她的负担开始加重,因为她不得不依靠自己的能力独立行事。当她的成绩开始落后时,她觉得自己被一种深深的疲惫感所重创。

在无数次拜访她的家庭医生、做了无数次的检查和化验后,医生得出的结论是小 T 可能患有抑郁症。医生告诉她,她不应该对自己提出这么高的要求,她应该放松一些,做些令自己感到快乐的事情,而不是埋头学习。小 T 说她的抑郁症诊断对她来说从来没有什么真正的意义,因为她那个时候根本就没有抑郁症。25 年后的今天,她却患上了抑郁症。成年的小 T 得到了抑郁症的临床诊断,并且她的抑郁状态已经持续了很长的一段时间了。但是,在她十几岁的时候,她没有表现出任何抑郁的特质,她觉得自己更像是完全耗尽了力气。

事后发现,她自己其实一直存在 ADHD 的症状。她从来就无法长时间地集中注意力,或者从头到尾地读完一本书,但她总能想出巧妙的方法绕过这些问题。在课堂上,她会坐在前排,不断地向老师提问,或者与老师和同学们对话,并且写下生动且有艺术感的笔记,坐立不安地摆弄自己的手指和头发,从而保持警觉和清醒。为了掩盖自己在注意力和阅读方面的困难,她下载了有声书,观看网站上的教学视频,确保自己不会错过相关信息,以此弥补自己在阅读课堂材料和教科书上的缺失。

在中学期间,事情变得更加艰难。小 T 尽了自己的最大努力,设法维持了自己的成绩。然而,这会让她在一天结束时心力交瘁,以至于她没有任何精力去球场踢球。和朋友出去玩也不是一个好的选择。她会在下午、晚上和周末努力给自己充电休整,这样她就可以在第二天早上按时起床，重新开始新一天的战斗。只有小T清楚自己有多努力，在没有启动发动机、火花塞、燃料或油门控制的情况下，她依旧在推动自己前进，这是一件相当困难的事情。

小T第一次去精神科医生那里就诊是在她休产假期间。在她生完孩子六个月后，她感到精疲力竭，因此来到了精神科就诊。她说自己的生活本不应该如此，这让她感觉糟糕透顶，羞耻感正把她吞噬。虽然她有一个充满爱的小家庭，住着一栋带花园的房子，还可以陪伴自己的女儿，休一个长达一整年的假期。但是，在这些表象之下，她的生活其实"一团糟"。

她还没有建立起女儿的常规日程安排，她搞不清楚女儿什么时候该喝奶什么时候该睡觉。她得不到充足的睡眠，也无法预测女儿不断变化的需求，这些事情把她的精神压垮了。她的家人和朋友提出了虽然善意但完全错误的建议，比如："不要对自己要求太高""放松，享受和宝宝在一起的头几个月，这样的时光将一去不复返了""不要做一个控制狂，没有人期望你是一个完美的母亲"。

而小T只能无助地坐在那里流泪。她觉得生活中没有什么值得感激的东西，留给她的只有羞愧和恐惧。她甚至觉得自己要是消失了是不是会更好。渐渐地，在精神科医生的帮助下，她分析了自己的处境。这是一个由小T自己和精神科医生合作完成的拼图：小T把自己的处境碎片摆上台面，精神科医生运用自己的知识将其复原。一个复杂的图景逐渐显现出来：小T在注意力集中方面和执行功能方面都存在问题。

一直以来，小 T 自己都很清楚，她不可能期待那些日常的事情会自然而然地就变得井井有条，抑或顺顺当当地就得到了解决，因此她一生之中都在不断地建立各种常规、安排日程。她的家人和朋友对她的挣扎却视而不见。在她和孩子父亲刚刚认识的时候，他常常会给她一些充满爱意的小建议，希望她可以更加自然一点，不必坚守那些行为模式，而过去这些充满爱意的表达，现在演变成争吵和矛盾。

小 T 认为周围人觉得她死板木讷，以自我为中心，什么事情都要围着她转。事实上，她对自己进行过最严格的审判，她觉得这些人说得没错。如果事情没有按计划进行，或者有人弄乱了她刚刚打扫整洁的房子，或者宝宝生病了，又或者新建立的日程被打破，她经常会感到情绪崩溃。

小 T 获得的 ADHD 诊断对她来说是一个分水岭。她开始可以理解自己的行为，可以逐渐拆除自己心中的围墙，找到一些更理性的新策略，但其他人仍然没有看到她的困境，无法理解为什么她的生活就像战场一样。她的父母、伴侣和周围的朋友还是没有办法相信小 T 的大脑和他们的大脑有不一样的连接方式，小 T 也放弃了继续说服他们。

他们的不理解让她很不高兴，也使她感到十分沮丧。有的时候她会部分同意周围人的观点，觉得是不是自己的诊断搞错了。也许她只是太懒惰了，用这种方式为自己的失败和无能找借口。每个人都会觉得为人父母是一件难事，对吧？

虽然 ADHD 是一种严重的诊断，但是预后却比较良好。它会导致实质性的身心损伤和广泛的共病现象。然而，其他人却往往对此视而不见。当你理解为什么ADHD会让人难以处理优先事务、难以组织和规划日常活动、难以开启和结束重要任务、难以预估时间、难以记得重要的约定时，你就会明白为什么ADHD会给那些初为人母的女性带来如此巨大的压力。

事实上，ADHD女性经常告诉我们，当她们成为母亲时，她们过去处理ADHD的策略就失效了。当她们只考虑自己时，这些策略是有效的。但是，当既要考虑孩子，又要考虑自己的家人，甚至还要考虑公婆那边的家人时，即使是最复杂的应对策略都只是杯水车薪。更糟糕的是，许多女性认为，让自己的孩子或者家人不得不迁就她们，不得不让他们按照自己多年来形成的常规日程和生活策略行事，这并不是一件特别合适的事情。但是，如果没有这些策略的话，她们就会经常在暴风雨中迷失方向，还有可能让她们的挚爱也受到风暴的影响。

小T还描述了ADHD的另一面，那就是ADHD经常会在社交场合中给女性带来特殊的挑战。许多女性会感到深深的羞愧，她们认为自己不是一个合格的女人，不是一个称职伴侣和母亲。

小T说，生完孩子后她和孩子父亲有任何身体上的亲密接触都是一件不可能的事情。他们经常为此争吵，宝宝一直需要母亲的关注和亲近，而她此时根本无法忍受接近孩子父亲的身体。小T一遍又一遍地打扫房间，但是家务怎么也做不完。这已经演变成一个十分痛苦的恶性循环：在她开始打扫第二个房间的时候，刚打扫好的第一个房间又被弄乱了，结果就是虽然小T把家里打扫了一遍，但到处还是乱糟糟的，根本没有一点儿曾经整洁过的迹象。

小 T 想干脆租一个垃圾车，把家里所有的东西都扔进去，然后一切重新开始。这也导致了小 T 和孩子父亲的冲突，他说她麻木不仁、自私自利，因为小 T 想把孩子父亲的东西统统扔掉。

在某些日子里，她会被一些细节或琐事所纠缠，以至于忘记吃饭，甚至忘记照看婴儿车中的宝宝。一天，一个邻居走过来，生气地告诉她，她的孩子已经在婴儿车里尖叫了一个多小时。小 T 低下头，看着她手里拿着的 90 年代的收藏唱片，在邻居责备的目光下羞愧难当。"我到底是一个怎样的母亲？"她想。当孩子的父亲下班回家时，她还在那里，收拾着家里的唱片，疯狂地想把它们摆好位置。是按发行日期排序？不不不，还是按歌手排序更好？算了算了，还是按照专辑封面的颜色排序吧……她记得别人曾经对书籍做过类似的排序，所以她又走到了书架前……

感觉加工与知觉

如果你是众多 ADHD 女性中的一员，你是否怀疑自己对于身体感觉的体验方式会与他人不同？也许你从小就听别人告诉你："不，这一点都不疼，你的反应太夸张了！""难道你不知道自己什么时候该停下来吗？把自己逼得那么紧是不正常的，你知道吗？"许多 ADHD 人士表示，他们会对很多感觉非常敏感，例如温度、身体接触、胃肠功能、衣物接触身体的感觉、饥饿感和饱腹感等。

然而，很少有人研究这是为什么，也没有多少人知道怎样去解释这些非常常见的困难。感官异常在孤独症人士中也是很普遍的。

对于 ADHD 女性来说，这些困难可能会带来很多问题。这种情况与其说是由男女之间的性别差异导致的，不如说是由社会对女性行为的期望导致的，有时则是女性对自己的期望导致的。ADHD 女性对肢体上的接触十分敏感，无法忍受衣服和皮肤摩擦的感觉，这会给她们的生活带来更多挑战，特别是在青春期、孕期和哺乳期内。这些母亲在哺乳时常常会感到不适，这并不意味着母亲不爱孩子，也不意味着母亲和孩子之间没有很强的情感纽带。然而，我们却很容易产生这样的误解。她们也会在与孩子亲密接触的过程中感受到压力和不自在，为此她们感到内疚和羞愧，而这些感觉经常被他人无知或武断的评论所强化。

ADHD 人士经常会撞到家具、磕伤自己、把饮料弄洒或者拿不稳东西。他们觉得自己非常笨拙，感到十分尴尬。事实上，各种类型的运动障碍在 ADHD 人士中是很常见的。但是，为什么 ADHD 人士会出现运动障碍，这个问题和其他关于脑的机制问题一样复杂，我们其实并不是很清楚，我们只知道 ADHD 人士会遇到协调精细运动（fine motor）和大运动（gross motor）方面的困难。有人认为，造成 ADHD 人士运动障碍的原因可能与大脑、小脑以及基底神经节中的神经网络有关（见第 2 章论述大脑的部分）。

然而，我们应该问自己，当涉及这些特定领域的能力时，我们是否对女孩和男孩的期望有所不同？精细运动方面的障碍对于女孩来说是否是一种格外的挑战，这会影响女孩生活中的方方面面，包括书法、绘画、手工、表演和餐桌礼仪。化妆、做头发、服装搭配、穿高跟鞋走路或者跳舞可能不是所有女性都想做或者重视的事情，但是对于许多 ADHD 未成年女孩和成年女性来说，这些活动甚至构不成她们的选项。

物理治疗师或作业治疗师的支持和帮助可以改善许多人在运动方面的表现。此外，对于一些人来说，中枢兴奋剂药物可能会改善他们由 ADHD 引起的运动问题，其中包括运动的协调性和精确性。

睡眠困难
——刚睡着就得起床了

尽管睡眠困难不包括在 ADHD 的诊断标准中，但在 ADHD 人士中却非常常见。事实上，80% 的 ADHD 成年人都会出现某种程度的睡眠障碍。如果你是众多 ADHD 女性中的一员，是否会被繁杂的思绪扰乱睡眠，或者在床上因为失眠而感到焦虑，抑或在晚上无法放松下来进入梦乡？还是说你对声音和光线过于敏感，或者难以忍受床单和身体之间的摩擦，正是这些感觉让你根本无法让心绪安静下来？

长时间糟糕的睡眠质量或难以入睡会导致健康问题。白天的疲劳会影响工作能力，增加工作中受伤和事故的风险。睡眠不足也可能导致其他与生活方式相关的疾病，包括肥胖和高血压。另外，失眠或者睡眠中断会使人对压力更加敏感，也更有可能患上与精神健康相关的疾病。许多ADHD人士还告诉我们说，他们始终很难入睡，这导致他们需要以一些破坏性的方式解决失眠带来的问题。有些人会寻求酒精、成瘾性药物或毒品的帮助。然而，那些一开始看起来挺聪明的解决方案，最后总是引向一个更糟糕的结局。他们使用越来越多的物质帮助他们远离睡眠问题，但是成效却很难维持，并且很有可能很快就发展为物质成瘾。

许多ADHD成年人经常被人描述为"一个典型的夜猫子"或者"从婴儿时期起就很难上床入睡"。还有一些ADHD人士从现在的伴侣那里听到这样的评价："你睡觉时就像螺旋桨一样动来动去""早上几乎叫不醒你"。另外，与没有ADHD的人相比，入睡时的不宁腿现象（restless legs）和心事重重在ADHD人士中更为常见。ADHD和睡眠问题相生相成——ADHD人士会出现明显的睡眠障碍，而后者会不可避免地加剧ADHD症状。此外，有些治疗ADHD的药物会刺激中枢神经持续兴奋，产生失眠的副作用。

总之，与ADHD相关的睡眠问题可能有多种原因，包括不宁腿和天生与别人不同的昼夜节律。失眠通常是ADHD人士的主要问题之一，不论导致失眠的潜在原因是什么，因此我们在ADHD的评估和治疗中需要仔细考察个体的睡眠模式，这是非常重要的。另一方面，由于睡眠问题会对人的生活质量产生重要影响，我们需要对不同ADHD人士的失眠现象采取不同的支持与干预措施。

小J和停不下来的大脑

　　小J的妈妈总是说,把小J带大真是一个不小的挑战。可以肯定的是,小J就像一缕阳光一样,开心快乐,对周围的一切充满着机警与好奇。但是,小J一直处于活跃状态,从来都不消停。她妈妈经常说婴儿时的小J从不睡在婴儿车或婴儿床里,"就好像她当婴儿当烦了一样"。等她学会爬行并最终学会了走路,她更是不老实,一刻也不安静。有这么多新事物等着她发现,她睡觉的时间少之又少。"小J不想错过任何东西,哪怕是最轻微的吵闹或动静都会把她弄醒。"小J妈妈说。很快,小J的妈妈就开始对可能打扰小J睡眠的外界产生了抵触情绪。

　　上学以后,小J常常在外面待到午夜才回家。她的睡眠时间少于她这个年龄段女孩的推荐睡眠时长。当小J还是一个婴儿时,她的父母从没能在晚上过上高质量的性生活。当小J上学后,全家人在早上都会陷入极大的压力之中。小J睡着时就像完全失去知觉一样,她的父母经常要花一个多小时才能把她从床上叫起来,由于他们着急去上班,所以一家人在早晨闹得人仰马翻。

　　当小J长到十几岁时,她的睡眠模式与同龄人趋于同步。但是,到了24岁时,她在晚上很难安定下来,早上也很难起床。

　　"我的脑无法停歇。有大量的想法在我的脑子里转,我没有办法赶走或者忽视这些想法。我什么方法都尝试过了。有一段时间,我每天晚上都吸大麻、抽烟,不是为了寻求刺激,也不是因为我想抽,只是为了让我那该死的嗡嗡作响的脑袋安静下来。但最终我还是被抓了,每周都要去做尿液检测,所以我以后再也不能抽那玩意儿了。但是这是唯一一种可能帮助我的东西，至少它对我是有一点作用的。"

"我不能再这样下去了——如果我不能解决睡眠问题，会被解雇的。但是一旦我睡着了，就根本起不来。我从来没有像现在这样经常感到心情沮丧、情绪低落。我整天走来走去，仿佛生活在迷雾之中，只想上床睡觉。原谅我的脏话，但这真他妈的是一个噩梦。恼人的是，虽然我整天都想着睡觉，但是当我晚上躺在床上的时候，却怎么也睡不着。"

小 J 在接受了 ADHD 的评估和诊断后，医生给她开了褪黑素，这是一种天然助眠剂，以帮助小 J 建立更正常的睡眠——觉醒周期。褪黑素有助于小 J 自然感受到疲劳，能够更容易地建立起规律的睡眠习惯。背后的逻辑是，当早晨的阳光照射到房间里时，我们体内的褪黑素就会被分解，这能让我们在一夜好觉后感到神清气爽，而且不会像服用其他药物一样出现"宿醉"现象。虽然其他药物的效力更加强劲，但是它们有时会令人成瘾。小 J 还尝试在睡觉时盖上一条重达 13 公斤的压力毯，这种毯子提高了她的睡眠质量，减少了她夜里醒来的次数。

拖　延
——为何我总是今日事明日毕？

ADHD 的主要障碍之一就是难以控制自我及维持自己的动机。这听起来可能无关紧要。一个常见的误解是，这仅仅是个人意志和性格的问题。再也没有比这种想法更离谱的观点了。许多

ADHD女性承认，她们知道自己必须做什么，但是不知道为什么，她们好像永远无法完成任务，无论是成堆的待洗衣服和用过的碗碟，还是工作上的要求和待支付的账单。而其他人（有时是她们自己）都觉得这是由懒散、惰性、抑郁和无能所导致的。

问题在于，相比于男性人们更难接受女性出现这些行为。当我们听到"男性单身公寓"这个词时，脑海里马上就会出现一个乱七八糟的房间，或是不太整洁的屋子，而一位年轻女性的房间就有一种凌乱的美感。一位女同事没有打理头发就来上班，甚至她衬衫上的纽扣也系歪了，而同时另一位与她同龄的男同事慌里慌张地冲进会议室，他迟到了一个小时，并且胡子上还挂着食物的残渣。我们会不会觉得前者的表现更容易引起别人的关注？或许，我们对女性怀有这样的期望，她们不仅有魅力，是称职的母亲，还可以同时承担起更多任务，主动维系与周遭人们的关系？

社交媒体上那些追求个人发展和职业成就的女性，她们同时也是随时能够为家庭提供支持的母亲和伴侣，还拥有迷人健美的身材，当然她们还可以把家收拾得漂漂亮亮、井井有条。但许多ADHD女性根本无法阻止自己的日常生活滑向失控的深渊，她们顾不上为孩子购买换季时的衣服、给孩子学校里的义卖活动烤些点心、在工作之余安排社交活动。她们并不符合大众眼中那种成功且负责的女性形象。现实中，人们对女性有更多的期待，希望她们能够同时处理好自己的多重角色，而对男性就没有这样的要求。

D女士和水槽里堆起来的碗碟

D女士是一个特别有才华的女人，她非常聪明，过去一直没有被诊断有ADHD。但是，她有焦虑症。她尝试过各种抗抑郁药物缓解焦虑，但是都没有效果。对于她身上出现的社交困难和职业生涯的不顺利，医生做出了各种各样的解释。

D女士经常感到孤独，认为自己存在缺陷，被他人所孤立。D女士实际上很有社交天赋，她是其工作团队中思维最敏锐的人之一。但是，她身上出现的这些状况不仅让她自己难以理解，还让周围人无法接受。当她成年后接受ADHD评估时，D女士获得了另一种对她的孤独问题和职业失败问题的解释。

D女士告诉我，在之前她做过一次针对社交焦虑的心理治疗，治疗师建议她下班后邀请一位同事到家里做客。D女士向治疗师解释说，她的家太乱了，让别人看到特别尴尬，她做不到。治疗师好心地告诉她："没有人真正在意那些表面的东西。人们更关注社交互动。一个稍微有点凌乱的环境其实更能让人放下心里的戒备，放松下来。"

然而，如果治疗师了解了更多情况，就不会提出这样的建议了。鉴于当时的情况，D女士没有邀请任何人到她家里做客可能是正确的选择。家中的水槽里堆满了几个月没有洗的碗碟。因为没有干净的餐具用来吃饭，D女士每天晚上都点外卖。虽然她把外卖盒都小心地收集了起来并进行了分类，但是她从来没有把它们丢进垃圾箱里。这些外卖盒在她房间的门口筑起了两堵高墙。不止于此，她远房的一个叔叔给了她很多旧物件，它们都被装在箱子里，但是 D 女士没空收拾，就摆在了房间里。除此以外，她家里还有一台坏掉的电视机和两个旧鱼缸，自从八年前她养的最后一条火蜥蜴死掉后，这些鱼缸就没有再用过。

D 女士觉得，来客很容易对她产生错误的印象，确实如此。由于拖延，她的家脏乱到外人几乎无法忍受，她的社交生活也因此逐渐停摆。如果别人邀请过 D 女士去他们家里做客，而她却没有回请他们，那么他们之间的关系就会疏远。

D 女士在 ADHD 评估之后，接受了正确的诊断和解释模型，医生给她开了中枢兴奋剂，并且给出了作业治疗方面的具体支持方案。从此以后，家中水槽里成堆的碗碟和垃圾开始减少，她的社交活动也开始增加。

建起规矩的围栏

试想一下：你的生活中没有任何灰色地带，那些似是而非的表达都有可能让你陷入难以控制的混乱——"不要太过头了""或许吧""我觉得没必要现在就做""我明天再做吧"……有时，人们会把 ADHD 人士遇到的这种问题描述为无法处理生活中的细节，换言之就是无法以更精细的方式对待生活中的琐事。

许多 ADHD 女性很难区分什么事情需要现在做，什么事情可以等到以后再做；或者脑海中的任务、请求和指令扎堆，不知孰轻孰重。这可能会增加她们的压力，这在其他人眼里是难以理解的。"来吧，别管它了。明天再干吧！""为什么要在这上面浪费这么多精力？暂时忘掉它吧！""不要那么拼命，这要到下周才交呢。"

许多ADHD女性难以忍受压力和不确定性，以至于她们会做出"全有或全无"的决定。为了让自己的生活运转起来，把一切都维系在一起，她们会以某种方式完成所有事情并始终如此。没有什么半途而废，没有什么例外事件，也没有什么中场休息，就没有什么东西有可以商量的余地，生活中条条框框林立。其他人大惑不解："天呐，你就休息一下吧！""你已经精疲力尽了！""你要对自己好一点……"

但是，正如许多ADHD未成年女孩和成年女性所说的那样，允许例外情况的发生只会自食其果。在生活的藩篱之外，潜伏着难以解决的混乱。这或许只是想象，又或许是确定的麻烦。所以，她们最好待在藩篱里面，至少可以保持对自己生活的控制。有ADHD时，控制才是硬道理。

怀　疑
——一个永远相伴的问题

许多ADHD人士都提到自己在生活中屡遭失败。他们认为自己不合群。他们必须带着一个需要不惜一切代价守护的秘密生活——他们和其他人不一样。许多女性会说，当她终于振作起来，鼓起勇气向朋友、父母或伴侣倾诉这些感受时，却得到这样的回应："可是我们都时不时会有这样的感觉""我知道，对我来说这种情况也很艰难"，对此她们感到悲伤和失望。

因为ADHD——就像DSM-5里列出的所有其他精神医学诊断一样——是一种主要基于访谈和个人描述的诊断，无法通过血液检测或者 X 光进行检查，所以许多人会认为 ADHD 诊断是没有效力或者不可靠的。人们质疑 ADHD 诊断，怀疑精神科医生是否夸大或低估了就诊者的症状，导致医疗专业人士得出错误的结论。这也使得许多 ADHD 成年人对外界的意见更加敏感，怀疑自己的诊断和治疗方案。

尽管善意的家人和朋友希望把 ADHD 人士当作普通人看待，这种心态是可以理解的，但这往往会适得其反。在许多情况下，比如对于青春期的孩子来说，我们确实会把他们身上出现的问题行为当作是正常的，同时随时关注他们是否会遇到什么困难。然而，通常来说，这种基本合理的策略也可能导致某些严重的问题没有得到及时的发现和处理。

一个公认的事实是，越早获得任何一种疾病的诊断，就越有可能获得正确的支持，进而避免可能产生的负面后果。这一事实似乎适用于各种生理诊断和精神诊断，ADHD 也不例外。

第 8 章　家庭生活与亲密关系

先天还是后天？

在过去的二三十年里，我们通过研究了解到，有 ADHD 的风险很大程度上受遗传因素的影响，而不是以前人们所认为的那样，是糟糕或懒惰的父母、不良的饮食习惯或者看电子屏幕的时间太长导致的。实际上，大约 80% 的 ADHD 风险可以归因于遗传因素。

重要的是，没有一个单一的基因会导致一个人有 ADHD。恰恰相反，是许多基因共同导致了 ADHD 独特的遗传易感性。我们可以自信地说，ADHD 是生物学因素导致的，而不是社会因素导致的。但是，高遗传率并不意味着每一个有 ADHD 遗传倾向的人都会表现出 ADHD 的全部症状。然而，这种说法也并不意味着环境和社会因素不重要。在初始状态下，遗传因素会使家庭成员因为相同的困难而苦苦挣扎。而这样的家庭系统一般都不很牢固。也就是说，许多 ADHD 儿童的父母本身就有很多困难需要处理，同时他们也要努力为自己的孩子创造最好的环境。

有许多案例都生动地说明了基因与环境之间具有相互作用。有一项广为人知的研究报道称，人类的基因组成可能决定了人类面对逆境或创伤后的应对方式。简而言之，我们中的一些人生来就有遗传方面的易感性，会更容易受到创伤、否定或虐待事件的影响。

这并不是用先天或者后天就能解释的现象，而是个体的基因处在特定的环境之中形成的结果，这也可以解释为什么并非所有出生于不良环境中的孩子在后天都会出现困难。我们会用"坚韧的蒲公英"形容那些坚强的孩子，他们成长的原生家庭环境不好，有时甚至会被大人虐待，但是他们竟然可以奇迹般地不受恶劣条件的影响。他们也不像自己的父母或兄弟姐妹那样出现类似的心理健康问题。①

这一现象背后的理论是，有些个体天生就具有某种抵抗力或者韧性，他们能够不受童年的影响，不论其成长环境是好还是坏。另外还有一些个体天生就比较脆弱，他们更容易受到苦难的童年环境和成长经历的影响，我们会形容这些孩子是"敏感的兰花"。

如果这些"兰花儿童"在一个友好亲善、尊重有爱、关照有加的"细养"环境中长大，他们通常会成长为功能健全且开心快乐的成年人。然而，敏感的兰花即使在"正常"的情况下也难养

---

① 译注：瑞典语中有"maskrosbarn"（蒲公英儿童）和"orkidebarn"（兰花儿童）的说法，前者指的是茁壮成长、不畏逆境的儿童，后者指的是对环境变化极度敏感、需要特殊呵护的儿童。美国加州大学旧金山分校儿科学教授 W. 托马斯·波伊斯（W. Thomas Boyce）借用这一说法提出了"蒲公英—兰花"理论。

好。这些儿童就像兰花一样，如果想要他们茁壮成长，就需要付出格外的照料和关注。

ADHD女性常常描述自己敏锐的感觉和被误解的经历。不幸的是，ADHD儿童很少能够在为其提供支持的环境中成长。这并非因为他们的父母不愿意为他们创造一个良好的人生起点，事实上他们的父母都充分认识到了环境的重要性。恰恰相反，由于个体对ADHD的易感性经常是遗传性的，许多ADHD儿童的父母尽管有干预的意愿和远见，但是他们并不总是能为自己和孩子创造一个能够提供保护的环境。无论如何，我希望大家都能注意这一重要的事实，那就是ADHD并不是父母没有培养好孩子的结果，反而ADHD同样会影响儿童父母的健康。就像所有失能儿童一样，ADHD儿童也需要理解和支持。因此，为了帮助这些孩子，我们需要在许多层面上为他们脆弱的家庭系统提供支持。

作为ADHD儿童的父母

有时，在我和那些ADHD年轻女性交谈的过程中，她们会说自己不想要小孩。她们这么说一般并不意味着她们不渴望组建家庭，而是说她们不相信自己能够照顾好另一个小生命。此外，许多成年后被诊断有ADHD的女性称，如果她们只需要照顾自己，她们还能应对自己的困难，但一旦孩子被纳入考虑因素，事情就变得难以控制。对于许多ADHD女性来说，她们觉得做母亲是一件压力很大的事情，并且感觉为人父母超出了她们的能力，这其实是很常见的心态。

你可能会发现自己陷入了这样一种境地，你多年来一直相信的规则突然不再适用于当下，或者你可能不得不投入大量的时间来规划简单的日常任务，而别人对于这样的问题似乎都能从容应对。也许你已经开始意识到，你耗尽了全部的精力，都只为了能熬过一天。事实上，对于父母来说，没有什么事情会比无法满足自己孩子的需要更令人感到痛苦，这是一件令他们非常难以接受的事情。许多有 ADHD 的母亲会经历持续的挫败感，还会获得来自他人的批评和负面评价。

ADHD 家庭需要社会的支持和干预。在理想情况下，社会对每个家庭的具体需求提供相应的解决方案。遗憾的是，许多 ADHD 女性告诉我们，社会服务机构和关怀中心通常不会给予她们相应的尊重和理解。ADHD 家庭难以成为完美的服务对象，尤其是当他们未能遵守预约时间或者按照商定的治疗方案行事时，情况尤为如此。有些提供支持和治疗的专业人士，总是错误地指责接受服务的 ADHD 家庭"不够积极"。一旦他们没有出现在治疗室里，那么治疗师就会草草结案。当有人使用酒精或毒品进行自我治疗时，工作人员有时会建议他们，在改掉自己的坏习惯之前不要回到关怀中心。当就诊者对自己所接受的专业治疗感到愤怒或不满时，有人觉得这是一种以怨报德或者蛮不讲理的做法。

如前所述，ADHD 的高遗传性易塑造一种没有防护、易受负面影响的家庭系统，在这种系统中，孩子和父母都需要比普通人更加努力才能维持好家庭关系，其间也会产生更多的冲突，并且会承受更多来自社会的污名。一些研究表明，养育 ADHD 女孩的母亲会承受更大的育儿压力。事实上，造成这种不幸现状的原因是多方面的，包括 ADHD 的诊断往往不及时，并且即使女性得到了确诊她们接受治疗的机会也较少，同时社会对女性普遍具有更高的期望和偏见。

然而，我们也会发现，许多有 ADHD 的母亲成为自己孩子的坚强支柱。有 ADHD 的母亲经历过被他人孤立、误会和排挤，因此她们力争自己的孩子不会受到和自己一样的对待，这成了她们奋斗的动力。

T 女士——一位"虎妈"

T 女士有三个孩子，她的大女儿小 C 两年前被诊断有 ADHD。另外两个女儿在性格和能力上非常像她们的父亲，大女儿小 C 是 T 女士年轻时的翻版。T 女士会把小 C 描述成一个焦虑的空想家，她理想远大，想象力十分丰富。当小 C 进行了 ADHD 的评估之后，T 女士才意识到她自己可能也有 ADHD。大约一年前，T 女士接受了 ADHD 评估并得到确诊。

对小 C 来说，上幼儿园和小学是一件痛苦的事情。小 C 不想让父母离开她，她似乎一直无法融入学校的环境。而 T 女士在把孩子送去学校后，常常怀着沉重的心情，陷入无尽的担心之中，在开车去上班的路上流下泪来。不过据学校的工作人员说，T 女士一走小 C 就没事了。小 C 在幼儿园的生活，并没有引起工作人员和老师们的担忧。等小 C 上了小学，T 女士开始担心小 C 的成绩会落后于其他同学。

她经常与学校联系,但老师们让她安心。一切都很好——小C表现良好,很受老师和其他学生的欢迎。T女士认为她可能只是过度焦虑了,因为这是她第一次做母亲。她觉得学校的工作人员可能会被她激怒,因为她从来不满意学校给出的保证,她不相信他们所说的小C"就跟其他的八岁孩子一模一样"。

T女士依旧清楚地记得自己的学生时代。她当时不知道应该怎样才能完成学校的功课,大多数时候她都在磨洋工,并且经常在课上呆呆地望向窗外,而自己却浑然不觉。

她还记得当自己搞错了众所周知的游戏规则,或者说错了什么话的时候,就会听到同学们在偷偷嘲笑她,这种羞耻感她仍然记忆犹新。她的父母也替她感到难堪,有一次她甚至忘记穿泳衣就走向泳池。那时,她无处寻求来自他人的建议与安慰。T女士就这样度过了整个童年,在她成年后也一直感觉自己与其他人不同,但是这种"与众不同"的感觉却没有明确的指向,她断定自己存在某种缺陷,但是不知道是什么原因。

作为一个母亲,她觉得自己的女儿很棒,但是也怕她会像自己一样痛苦。T女士止不住地担心小C在学校可能会遭遇和她童年时期相似的经历。当小C意识到,她的父母会坚持让她每天都去上学时,她开始抱怨胃痛和头痛。小C也很少带朋友回家。当T女士提出让小C进行ADHD评估时,学校方面感到十分困惑,因为老师觉得小C没有什么不同,她在学校里也没有遇到什么困难。

T女士不想被别人认为是一个很讨人厌的母亲,她努力忍耐。然而,T女士的行为变得越来越失控,她向老师和学校紧追着盘问，不断地质疑学校的处理能力。学校认为 T 女士就是在找碴儿，对那些根本不存在的问题耿耿于怀。对 T 女士来说，这简直就是一场噩梦，她特别担心自己现在与学校管理层之间恶劣的关系会影响到小 C。与此同时，学校将小 C 不愿上学归因于 T 女士的过度保护与控制。

这样的难堪局面在小 C 升入中学并换班了之后开始反转。她的新老师对 ADHD、ADD 和孤独症这类神经发育障碍非常了解。对于 T 女士来说，这是一个决定性的转折点，她终于敢释放自己对小 C 的控制，让小 C 找到自己的处理方式，以符合她自己独特的优势和弱点。

"我不能仅仅因为我认为她是我的一个迷你复制品，就担心小 C 会和我一模一样。我过去的经历不一定就是小 C 的现状与未来。但是，当我担心自己的孩子，并认识到自己如此失败的时候，我很容易用最糟糕的方式解释它。三十年前，在我处于她现在这个年纪时，社会对女孩和 ADHD 人士是不公正的，我对这方面非常了解。如今，学校的老师和工作人员拥有了更加丰富的信息，我很欣喜，小 C 不会重蹈我的覆辙。"

"谁的人生不迷茫"
——一种令人厌恶的说法

"谁的人生不迷茫"，这是一个被说烂了的话题，不同的人对此也有不同的理解。那些被生活压得不堪重负的成年人，常常用这句话描述自己的状态，特别是那些已为人父母的成年人，他们需要平衡自己的工作和生活，这很难，他们也因此感到非常痛苦。然而，如果这句话暗示着每个人在平衡学习、工作和社交生活时，以及在处理家庭、与孩子和年迈父母的关系时，都有着相同的挣扎和同等程度的困难，那么这句话就是大有问题的。根据我的经验，对于那些 ADHD 女性来说，她们的情况远比其他人要严重得多。尽管"谁的人生不迷茫"这个表达，意图是为大众提供一种身处集体的舒适感，但我其实觉得，如果我们不能根据自身独特的先天条件，对自己的人生进行调整，反而将自己的人生跟他人进行比较，这往往会加剧自己的挫败感和绝望感。

那些养育 ADHD 儿童的女性告诉我们，家里经常发生很多冲突，不仅仅是孩子和父母之间的冲突，也有丈夫和妻子之间的冲突。有 ADHD 的孩子吃着不健康的食物，锻炼时间短，面对各种电子屏幕的时间也变得更多了。这种情况看起来眼熟吗？除了过度紧张之外，ADHD 家庭还经常不得不忍受着那些爱管闲事的人的指责："这家的孩子太没规矩、太淘气了，这也并不奇怪——孩子父母只会让孩子吃垃圾食品，每天抱着手机看网站上的视频。"

拉塞尔·A. 巴克利是世界上最著名也是经验最丰富的 ADHD 研究人员之一。他在多年前发现，当 ADHD 儿童得到正确的诊断和治疗后，他们的父母也会有更好的感觉，彼此的关系也会更好，家庭生活的运转也更加健康。因此，如果孩子能够得到适当的治疗，父母也会成为更好的父母。在巴克利教授发表了他的重要成果之后，这一结论在许多后续研究中反复地得到验证。其他研究团队已经证实，ADHD 儿童的家庭处在相当大的压力之下。

然而，这个重要的信息并没有被广为传播，人们依旧固守着过去的错误观念，仍然对 ADHD 儿童与其家庭环境和社会心理之间的关系充满误解——孩子有 ADHD 并非是父母错误的养育方式造成的。此外，ADHD 儿童的饮食不健康、锻炼时间较少、面对电子屏幕的时间较多，这些现象往往是由完全不同的问题所引起的。

总之，ADHD 不是由糖分过量、暴力游戏、手机和电脑屏幕或垃圾食品造成的。问题的根源在于生理层面的失能。

爱 情
——当你的爱人有 ADHD

有 ADHD 会让人时常有被周围人误解的感觉，别人会给他们一些错误的建议，或者提一些根本不可能完成的要求。事实可能真的如此。但是，对于 ADHD 人士来说，他们前一秒可能还是嗞嗞作响的小火花，下一秒就有可能变成一堆燃尽的余灰。可以想见，与这样的人相爱并共同生活是一件多么复杂的事情。

作为 ADHD 人士的父母、伴侣或孩子，如果明白自己在与什么作斗争，了解自己在和什么相对抗，事情就会变得简单许多。我这里并不是说，当所爱之人陷入情绪的漩涡、能量水平忽上忽下的时候，就一定要心甘情愿地被他们的情绪所影响，这样最终会被压垮。而是为了避免自己陷入他人失能带来的困境中，需要对 ADHD 有基本的了解，知道 ADHD 除了带来多动、冲动和分心之外，还会带来哪些后果。

有一些心理团体专门招募那些 ADHD 成年人及其生活中的伴侣和亲戚朋友作为治疗对象。

众所周知，那些有精神障碍和终身损伤的人的亲属，在生活中会承受更多的压力，他们需要投入跟一份全职工作一样多的时间支持和照料他们所爱的人。许多 ADHD 人士的家庭成员都描述了他们的生活会被 ADHD 人士所影响，充满紧张感和沮丧感。

ADHD 人士的家属通常都有一项非常重要的任务，那就是尽力为 ADHD 人士提供帮助，并找到那些可行的方式帮助他们度过艰难的每一天。然而，越来越多的研究报告都指出，对这些家庭进行压力与焦虑的测量后，结果显示他们的生活质量较低，患上焦虑症和抑郁症等压力引起的问题的风险较高。ADHD 未成年女孩和成年女性的父母或亲属，往往也会对自己的孩子或伴侣的处境感到愧疚和自责。

许多父母担心孩子的健康，常常感到焦虑，特别不希望孩子做出一些出格的行为或选择。而对于 ADHD 人士的伴侣来说，他们很难理解并跟上 ADHD 人士突然波动的情绪，这可能是一件令人感到疲惫并且极具挑战性的事情。

那些 ADHD 人士的亲属需要在他们所爱的人身上投入精力，但同时他们也要照顾好自己，并且清楚地意识到自己的任务并不只是像收拾屋子这样简单。他们需要卸下自己的负担，和别人聊一聊，可能会避免自己陷入苦闷与争吵。与那些处境类似的人分享经验会有很大帮助。

那么，我们需要了解什么才能够帮助到那些有 ADHD 的爱侣、朋友或孩子呢？我们怎么做既能照顾好他们，又能照顾好自己，还能保持彼此之间的良好关系呢？首先，我们可能需要了解一些关于 ADHD 的事实：

- 一个人可能天生有 ADHD，或者在生命的早期发展阶段发现有 ADHD。ADHD 具有高度遗传性。
- ADHD 并不是一种超能力，也不是一种福报；然而，许多勇敢的 ADHD 人士和他们的家人常常就像超级英雄一样。
- 对于 ADHD 人士来说，他们脑中的一些最重要结构和功能与没有 ADHD 的人存在不同。
- 许多 ADHD 人士只需要面对自己和别人的不同之处，而不用直接与 ADHD 进行抗争，就可以获得很好的效果。
- ADHD 人士的问题并不仅仅在于注意力不集中、多动和冲动，他们可能终其一生都要和许多其他问题进行抗争。
- ADHD 是一种严重的障碍，尽管预后比较良好。如果 ADHD 人士得不到适当的支持和治疗，他们很有可能同时出现其他身体疾病和精神健康问题，例如嗜酒或吸毒，以及犯罪、孤独、疏远、失业、离婚、交通事故和过早死亡。因此，相比于那些没有 ADHD 的人，他们的预期寿命会短十年左右。

牢记这些基本的事实，这可能会让我们做出更好的人生选择，能够使我们的幸福感得到提升，并且理解什么是我们可以改变的，什么是我们无法改变的。

照顾好自己，培养起自己的兴趣，忠于自己的价值观，可能是对 ADHD 人士的伴侣最好的建议，在做好这些的同时，为他们提供支持和陪伴。ADHD 人士最不希望看到的是别人因为自己的问题而被拖累，这会让他们感到非常愧疚。

维持平衡的小 B

小 B 和小 E 在大一的时候相遇。小 B 仍然记得自己是如何被小 E 的魅力和热情所深深吸引的。

"我的生命里从来没有出现过这样的一个人，不论是在我的家庭里，还是跟我过去的几段关系相比，她都是独一无二的存在。她是如此自然大方，思想前卫，充满着生命力，非常有激情，还十分感性。她是如此勇敢，却又如此脆弱。"

小 B 很快就成为小 E 心中的偶像，他也承担起了保护小 E 的责任。他喜欢她的难以捉摸，但同时也有点害怕自己失去在她心里的位置。

小 B 说："和小 E 在一起，永远不会感到无聊。一开始，我想我没有太多时间去考虑自己在她心中被放到什么位置的问题。当小 E 陷入麻烦，或者和某人断交，或者自信心受挫而找不到生活的方向时，我发现自己完全跟不上她的节奏，我没有办法拼接好她身后留下的碎片。"

在最近几年，小 E 这种过山车式的情绪波动把他们俩都搞得苦不堪言，而小 B 的痛苦程度甚至加倍。

"对小 E 来说，这种情绪波动是一种自然状态，她可能前一秒还兴高采烈，下一秒就郁郁寡欢了。起初，我试图跟上她的节奏，努力参与讨论她的问题，给她提供支持和建议，告诉她应该怎样处理。但是后来我变得越来越习惯她的情绪波动了，而且我觉得这种习惯是以一种不好的方式发展的。她所有的那些猝不及防的突发奇想搞得我精疲力尽。当小E情绪低沉，一蹶不振的时候，我竟然感到如释重负。这给了我许多休息和放松的时间。我也不用再担心她会突然开始新的冒险。

"我真的不喜欢我们关系中的这种状态，我慢慢变成了一个刻薄的人，总是在指责她，因为她好像永远也不想做任何事情。我发现我一直在扮演养育者的角色，但是她似乎从来没有从失败中吸取过经验教训，这真的是太累了。没过多久，我都无法忍受自己的声音了。我就像是一台复读机，一遍又一遍地对小E循环播放这些话：'我之前是怎么跟你说的？你明明说上班之前要打扫厨房。但是你怎么做的？你觉得我会怎么想？'

"在小E进行了ADHD的评估和诊断之后，我们参与了一个小组治疗课程，这对我来说非常重要。这个小组中有八对夫妻或情侣，我们也在其中。每对夫妻或情侣中都有一位刚刚被诊断出有ADHD，而另一位可能也有ADHD，但是他们既不了解伴侣有ADHD的感受，也不了解自己的情况。从外在表现来看，我和小E几乎完全不同，但是我们却有很多共同的经历和情感，这在有的时候看起来挺好笑的。这个课程让我有机会向大家分享自己的想法和感受，我也更理解了为什么小E有时说她自己不是不知道该怎么做，她只是根本无法行动。通过这个课程，小E获得了很多帮助，并且对自己有了更加深入的了解，同时我也获得了休整。现在，我们两个都很清楚，我们再也不会以之前那种姿态共舞了。

"我需要更好地照顾自己，培养自己的兴趣爱好。而小 E 获得了新的工具，使她的生活更有秩序，更有条理。我也能够放下麻烦清理者、计划制订者和垃圾清洁工的角色。这真的很奇怪，小 E 接受的 ADHD 评估和诊断竟是发生在我们身上最好的事情。当你的家人被诊断为失能时，这种念头可能并不是最先出现在你脑海中的想法，但是对于我们来说，这就是我们真实的感受。"

有 ADHD 的父母

人类是哺乳动物中的例外，因为新生儿来到这个世界上的时候发育得还非常不成熟。人类婴儿和其他哺乳动物的幼崽相比，需要依赖父母很长时间才能独立。

人和动物相比更加需要外界的帮助，原因在于人脑更加复杂且发达。如果要把所有东西都装进人脑里，那么这个脑就无法容纳到新生儿的头骨里，至少这样的头骨无法顺利地经过母亲的产道。大自然必须做出决定，是重塑女性的骨骼，进而损害其大范围迁徙和运动的能力，或者逃离捕食者或敌人的能力，还是调整神经系统，使脑能够在出生后随着年龄的增长以及随着头围的增加而逐渐发育？

然而，行使这种妥协的策略并非一件易事，也不是毫无风险。我们未成熟的脑需要发育很多年后才能充分发挥其潜能，这使得我们必须依赖成年人和看护人，他们会教导我们辨别是非，保护我们远离危险。因此，孩子尽其所能地想要获得父母和其他成年人的接纳和保护，这是一件很自然的事情。对绝大多数人来说，这样的安排是可行的。大多数父母也在尽最大努力，去为孩子创造一个他们认为更好的环境。然而，尽管有 ADHD 的父母别无他求，只是想要给自己的孩子创造基本的生活环境，但是即使是这样的愿望，他们也无法达到。作为这些父母的孩子，他们又会有什么样的人生经历呢？

重要的是，我们不仅要理解自己或伴侣有 ADHD 的经历是怎样的，还要努力理解那些有 ADHD 的父母的孩子可能会面临怎样的情况。下面，我要讲述 A-M 的故事。从她的故事中，我们可以得到许多细致入微的见解。这个故事讲的是一个有 ADHD 的成年人，如何在自己本身就存在许多困难的情况下，成为一个足够好的母亲。这个故事非常感人。它告诉我们，享受快乐，什么时候都不算晚。

A-M和她有ADHD的母亲

A-M 不太像妈妈；事实上，她在父亲身上看到了更多自己的影子，父亲总是给她的生活带来安全和稳定。虽然 A-M 一直爱着她的母亲，但是现在她们之间的关系更像是成年人之间的互尊互让与互助。情况并非一直都是如此，在 A-M 长大的过程中发生了许多复杂的事情。

A-M 记得自己曾经是一个焦虑的孩子，总是想要寻求大人的关注和认可。对她来说，母亲的快乐尤为重要。她清楚地记得，自己在家里等待母亲下班，内心充满了不安，甚至有时会引发恐惧感。她今天过得怎么样？有人对她不好吗？有人让她心烦意乱吗？有人让她疲惫不堪吗？这是艰难的一天吗？还是说她的母亲会精力充沛地回到家，把她举到空中，主动带着她骑上自行车去买冰激凌？

A-M的母亲经常会身体不自主地乱动，而这从来没有对A-M造成影响。她的母亲似乎一直在遗失各种东西，丢完钥匙丢眼镜，丢完手包丢钱包，而且家里总是比她朋友家更加脏乱，但是这些其实都不重要。有时候，她的母亲会忘记学校组织的郊游活动和家长会，或者忘记在冰箱里储存一些女儿最喜欢的零食。

当她长大之后，她明白小时候的焦虑主要是由于自己从来没有完全了解过她母亲快速变化的情绪，也没有尝试去适应这种变化。在她12岁的时候，她担心自己以后会跟母亲一样。当母亲陷入自卑情绪，或者因为自己的失败而责怪自己或别人的时候，这种情况是相当恐怖的。而母亲情绪高涨时，看起来甚至会有些可怕，尽管A-M本人的生活节奏很快，过得也很开心，但她总是有一种挥之不去的担心，担心周围的气氛会迅速发生变化。

作为一个成年人，A-M已经能够和她的母亲讨论发生的一切。在经历了严重的抑郁和倦怠期后，她的母亲接受了ADHD的评估。A-M参与了ADHD评估的全过程，并且提供了重要的信息。随后，A-M和她的父母参加了一个关于ADHD的小组课程，这一课程是专门为那些最近被确诊的ADHD人士及其成年的子女开设的。课程中的会面交流对A-M和她的父母都很有帮助。

A-M说，母亲要是更早地得到帮助和支持就好了，因为这可能会让她更好地享受自己的童年，而不是困惑中度过。与此同时，A-M仍心存感激，她现在能够理解和原谅母亲为小时候的她所做的一切。她知道母亲是爱她的，母亲当时正在努力地解决个人的问题，她尽力了。

而她的母亲现在也觉察到了自身存在的问题，并在生活中承担起了自己的责任，这对她的家庭来说意义重大。A-M 的女儿小 P 认为自己有一个很棒的外婆，而小 P 也和 A-M 的母亲有许多相似之处，这给她们带来了一些慰藉。

第 9 章 职场中的 ADHD

对于许多人来说，ADHD 意味着生活中组织、规划和安排日常事务的能力下降。ADHD 女性为了顺利地度过一天，通常需要投入大量精力。然而，其他人往往没有意识到她们在工作中完成别人认为的简单任务，所付出的时间和努力是加倍的。

ADHD 女性会做一些事情掩盖自己的缺陷。或者她们把工作带回家，这样就可以在别人休息的时候赶上进度。也许她们及时提交了任务，但相应的代价就是没有得到足够的休息。对一些人来说，这将引发一种恶性循环，在最坏的情况下，最终结果就是精疲力尽——这种情况对于其他人来说很难理解。周围的同事会说："她和我们其他的同事没有什么不同，大家都有那么多事情要处理。没有人对她提出任何额外的要求。"

在一项涉及 10 个国家的 ADHD 员工的研究中，研究者发现，ADHD 员工人数超过 3%，而且他们在工作环境中通常难以获得相应的支持和帮助。与没有 ADHD 的员工相比，有 ADHD 的员工缺勤和请病假的次数会更多。相比于其他员工，他们在精神障碍和物质滥用方面的问题要更多，这可能并不令人感到意外。

许多研究和报告都表明，如果我们能确保 ADHD 成年人获得正确的诊断、解释模型和治疗方案，他们就可以因此受益。这也会对其同事和雇主有利。遗憾的是，很少有雇主对这些员工的需求感兴趣，其实我们可以很容易地就能帮助他们提高工作效率，如果条件合适的话，他们也可以成为工作中非常宝贵的资源。

F女士和机场的比喻

F女士是一名有ADD的年轻女性，她曾经给我讲过一个很贴切的比喻，来描述与ADHD共存是一种什么样的感觉。我在这里借用她的说法，以展现ADHD人士在工作中的状态。F女士告诉我，她把自己的脑比作一个大型国际机场。飞机起飞、降落和滑行时都会不断地发出噪声。穿梭在停机坪上的行李车需要将行李送达相应飞机的货舱口，确保每个乘客的物品不会被丢在另一个大洲。航班延误、航班取消、机翼结冰……这些事情都需要不断调整机场的时刻表。

但是F女士说，她的机场控制塔里却是空无一人。换言之，机场控制塔里缺少一个能够管理机场核心功能的人，而整个机场都需要这个人协调极端复杂的情况，避免那些可能会带来生命威胁的灾难。F女士生动地描述了一个人的执行功能不佳是一种什么样的体验。她无法自动地对信息进行处理，也无法进行反馈，这意味着她需要持续不断地将自己的精力投入在控制塔上。不难想象，这是一件非常消耗能量的事情。

她说："因此，如果一架飞机晚点两分钟，就会影响当天的一切。这架飞机改变了一切，我必须调整我一整天的安排，这样才不会出错。如果你的机场上有一架飞机延误了，而且你并没有

ADHD，你可以舒服地躺在扶手椅上，等待新的起飞时间在大屏幕上显示出来。但是我不得不放下手边的一切，跑到跑道上，让所有的飞机都停下来，改变所有的时间表，然后试着重新组织这一切。我就是会感到恐慌，我总是这样，这实在是太累了。"

没有 ADHD 的人拥有执行功能完好的机场，他们可以放心地把工作交给控制塔的工作人员，这些员工能掌握所有可能发生的事情，并能自动做出决定进行补偿或调整。但对 F 女士来说，当她终于想尽办法恢复了机场秩序后，耗费精力的工作还远远没有结束。

她和那些没有 ADHD 的人不一样，她不能在飞机起飞后开启自动巡航系统，她必须日复一日地手动驾驶飞机。因此，她常常在午餐时间就精疲力尽。如果有人在她早上到达工作岗位时，告诉她会议被推迟到了下午，她的心理防线就会被全面击溃。

也不难理解，她没有精力进行社交，也无法在空闲时间进行任何娱乐活动或者做其他任何事情，她只想躺在一个安静的房间里，刷着经典的电视剧集，让自己过热的大脑能够休息一会儿，而第二天早上所有这些痛苦又会重新开始。

F 女士接受了 ADHD 的诊断，并且获得了相应的干预，这对她来说是一个莫大的帮助和慰藉。ADHD 的诊断以一种独特的方式向其他人传递她需要休息调整的信息，而且也意味着她不是只能独自一人生活，或者应该避免任何社交场合，而她曾经就是这么认为的。她在孤立无援时，情绪和健康状况急转直下，她备感痛苦和孤独。

F 女士现在已经学会了不拿自己和其他人的大脑结构进行比

较。她只需要在感官负荷超载时多安排休息就可以了。对于大部分人来说，大脑高度复杂的计算过程，以及大脑为自身行动提供的备选方案，都是自动发生的，并且能量消耗极低，因此，他们很难理解为什么会有人天生不具有自动处理信息的能力，也无法理解那些ADHD人士是如何跌跌撞撞地度过每一天的。F女士的精彩比喻能够让我们对她每天面临的挑战有了更透彻的理解。

论不合时宜的白日梦

众所周知，ADHD人士很难在需要的时候保持专注，无法集中注意力。当任务单调乏味或者没有足够的刺激时，许多ADHD人士就会丧失注意力，开始寻找更令人兴奋的目标，让脑保持忙碌和清醒状态。一种理论认为，ADHD人士的脑在执行任务时无法在并行的网络之间来回切换。

这两个网络通常被称为默认模式网络（default mode network）和任务正激活网络（task positive network）。任务正激活网络又被称为中央执行网络（central executive network）。为了简单起见，我们可以将默认模式网络视为"做白日梦的脑"，将任务正激活网络视为"解决问题的脑"。

我们可以把做白日梦的脑理解为启动了"屏幕保护程序"，当我们不需要那么专注于一项任务，思想可以到处漫游时，这一网络就会被激活。然而，我们也希望我们解决问题的网络，在我们执行具有挑战性的任务时保持活跃。在这种模式下，我们需要调取先前在类似情况下的经验，还需要调取推理能力和工作记忆。

大多数人的脑可以有效地在这些网络之间来回切换，他们甚至没有意识到自己正在这样做。他们只是在做复杂的任务时使用到脑中具有更多心理功能的结构和网络，而在做常规任务时脑就会切换到做白日梦的网络。

然而，ADHD人士脑部的这两个网络之间的连接线路似乎有问题。这可能会使他们陷入尴尬，甚至危险的境地。例如，一个从事机械工作的人，在关键时刻如果开启了做白日梦的脑，那么他就很容易因此而失去一根手指；如果脑的屏幕保护程序在错误的时间被打开，那么通常这个人就会很难完成一道数学题。

许多ADHD未成年女孩和成年女性都描述了在她们真正需要集中注意力并保持警惕的情况下，思绪游离是一件多么令人沮丧的事情。她们对自己感到失望。事实上，她们非常清楚，如果自己的脑能够配合，而不是加以捣乱，情况不会这么糟糕。许多人承认，那些不知情的同事或者亲戚告诉她们要"控制住自己"时，她们感到非常沮丧。一个人不断地意识到自己的脑出了问题，不仅自己的行为会让自己感到失望，而且还会打破他人的预期，即使是对于最自信的人而言，这也是一件足以让人崩溃的事情。

K女士与她的事业

K女士在生下第二个孩子之后，重新返回了工作岗位。之前，她和前夫生了她的第一个孩子小P，但是在小P一岁生日前，他们就离婚了。幸运的是，K女士和前夫仍然是好朋友。但不太幸运的事情是，她的前夫和他组建的新家庭住在另一个小镇，K女士要肩负接送小P上幼儿园的任务，再加上她回到工作岗位上后需要承担新的责任，自家的房子还需要装修。而当这些事情堆在一起时，肯定不是闹着玩的。

K女士在第一次怀孕后就被确诊有ADHD，这之后她就对自己有了更深入的了解，在她找到策略应对之前，她还有很长的路要走。她不知道是否要告诉新老板和新同事这一诊断结果——可能会获得更多的理解和支持，也可能会阻碍她事业的发展。到目前为止，以她的经验，当其他人获悉她的ADHD评估和诊断后，他们的反应并不会令K女士感到高兴。

她说："在获得ADHD的诊断后，我如释重负，甚至非常乐观。就好像有人第一次真的看见了我，发现了我的苦苦挣扎。我甚至有一种感觉，只要我足够了解自己，我就可以轻而易举地移动一座大山。我参加了一个针对被确诊的ADHD人士的小组课程，我真的感受到了成长，并且发现自己并不孤单，就好像我终于找到了我的部落一样。在我大声说出自己的目标之前，我看到了还有很多人和我一样，他们能够理解我一直挣扎的方向，这带给我很多力量。"

"药物治疗对我而言也是一种天赐之物。但我仍然觉得，在我离开ADHD诊所之后，我会迎面走向一堵充满偏见和无知的高墙。我不得不一直向他人解释我的这一诊断和我服用的药物，我不相信糖尿病或者高血压患者要像我一样这么费力地解释。像糖尿病或高血压的症状从外表上也是不易看出来的，但很少有人会建议糖尿病患者应该加强意志力而不是注射胰岛素调节血糖。难道说，因为高血压是'自然产生的'，所以有高血压是没问题的吗？"

如果K女士能在工作场合中公开她的ADHD诊断，她和她的老板就能找到帮助她的办法，提高她的工作效率，从而降低她再次精疲力尽的风险。最近，许多地方都在进行工作场所革新的运动，以此吸引神经多样性人士。许多雇主会为自己的员工提供神经多样性意识的培训，用已经制定或正在制定的相关政策帮助具有神经多样性的员工。雇主可以修习相关的课程和培训，了解应该怎样为员工安排一个合适的工作场所。这些都是进步，但精神医学诊断仍然带有污名，K女士认为她身上出现的任何问题或情况都能被归咎于她的ADHD诊断。

目前K女士的雇主及同事并不知晓K女士有ADHD诊断，但许多有经验的临床医生和研究人员会建议像K女士这样有ADHD的职场人士公开自己的问题，这样可能会有一定帮助。许多人认为，并不是ADHD的"诊断标签"导致了人们对ADHD人士的歧视，而是ADHD导致的困难和行为本身让这些人承担了污名。如果是这样的话，员工们就不必担心因ADHD诊断而被贴上标签，他们就可以从诊断、治疗以及工作环境和家庭提供的支持中受益。

第 10 章　表现与功能

表现与功能的区别

　　许多 ADHD 成年人表现得非常好,但是他们的功能却非常差。ADHD 的诊断通常包括对日常功能障碍程度的评估。评估团队通常由心理学家和精神医学家组成,作业治疗师也可以加入评估团队,这些专业人员可以把握个体身上出现的各种方面的功能障碍。评估的目的是确定被评估人在日常生活中的功能情况,以及 ADHD 症状造成的后果。专业人士基于评估给出个性化的干预措施与支持建议。如果一个人在某个特定领域表现得十分出色,人们会认为他十分成功、幸福快乐、能力卓越。然而,这样的评价可能与这个人的亲身经历大相径庭。因此,如果我们只关注表面,没有深入探索一个人的生活到底是怎样的,没有了解他是怎样维持其"正常"功能的,我们就可能会搞错这个人的全貌。

　　如果其他人没有发现那些 ADHD 女性实际上的功能非常差,还让她们继续加油努力,情况就会变得更加糟糕。对于许多 ADHD 人士来说,良好的表现往往是以牺牲生活中的其他方面为代价的。有成千上万的女性是优秀的企业家、艺术家或记者，但她们却完全无法维持自己的健康，也无法处理自己的家庭关系。

当人们赞赏这些人表现突出的一面时，就有可能同时忽视了她们生活中非常重要的另一面，而这是相当危险的。ADHD女性经常提到她们失败的人际关系，以及在完成某件事的过程中感到孤独。对于她们来说，这可能不是唯一的重要问题。

ADHD经常会阻碍她们充分发挥潜力。不难想象，由于她们无法将那些重复的任务流程进行自动化处理，她们每天的精力都会被逐渐耗尽。其他同事们可能会很好奇，为什么有ADHD的这个女同事在上午茶歇之前就已经累得没力气了。许多ADHD女性都明白，她们必须在完成工作和与朋友社交之间做出选择。

当我们只看到一个人所取得的成就时，就很容易把事情简单化。比如一位成功的顶级女演员站在我们面前，我们瞩目于她，羡慕她。但是对于ADHD女性来说，在她们那些光鲜亮丽的卓越成就的背后往往隐藏着痛苦。

许多ADHD人士都体验过超聚焦（hyperfocus）的状态，在这种状态下人仿佛能够轻松掌控一切，感受不到时间的流逝，并且失去了对空间的感知。这通常被认为是一种积极的状态。尽管如此，许多ADHD女性表示，她们希望拥有调节自身能量水平的能力，而且她们宁愿用自己的成功换取内心的恒温器，让自己能够很好地调节内心的状态。当一件事被拖得太晚，以至于影响到一个人的休息时，这种情况会消耗她的精力、欲望和能力，最终她也就很难在这样的"超聚焦冲刺"之后重新回归到正常的状态。抑郁、倦怠和持续的疲惫感在ADHD女性中表现得非常突出。最糟糕的情况是，那些关于 ADHD 是一种超能力的说法，都可能会使 ADHD 人士及其周围的家人、朋友和同事片面地关注 ADHD 症状中的某一部分，而忽视那些可能会进一步恶化的其他部分。

鼓励她们利用和发展自身的优势从本质上来说是不错的，但是我们也不能忽视在所谓的"超能力"的背后是令人沮丧的挣扎，她们自己用了很多策略去应对这些问题。我们必须为休养生息留出空间。实现目标是一回事，功能正常是另一回事。

当我们看到有 ADHD 的成功人士的案例时，我们不禁想知道，在这些天赋异禀、众星捧月的天才（请注意，这些人主要是男性）身后，是否有被他们搞得精疲力尽的伴侣、孩子、同事和朋友。

元认知
——对思考的思考

如前所述，"认知"是一个复杂的概念，它表示我们思考和处理信息的能力，是脑中各种复杂过程和功能的统称。记忆、注意力、保持清醒和执行任务的功能，是认知的不同组成部分，而对于 ADHD 人士来说，他们的认知功能中总会有一个或者多个方面存在问题，这种情况是非常普遍的。

其中一些认知功能，如工作记忆、处理速度和语言能力，是可以量化的，可以借助神经心理学测试进行评估，这些测试通常包括在 ADHD 的评估过程中。而其他的诸如情绪调节和保持清醒的功能却很难进行测量。我们有时也谈论元认知，即思考自身认知功能和认知技巧的能力。换句话说，元认知就是我们思考、表达和行为的方式。高智商的人一般有很强的元认知技能，但也并不总是如此。对于 ADHD 人士来说，这可能正是让事情变得更加复杂的原因，尤其是对于那些高智商的 ADHD 人士而言更是如此。

元认知可以分为两个部分：对一个人的认知过程的认识，以及在这种认识的基础上对一个人的思想和行为所进行的控制。在 ADHD 人士身上，智力的元认知能力和认知功能（如执行功能）之间的差距有时会非常明显。

此外，脑处理信息的方式（即全局执行功能）和智力（即逻辑通顺、表达流畅的言语能力，以及相关的工作记忆和处理速度）之间存在重叠的部分，但这种重叠的部分在 ADHD 人士中并不是特别多。有很多 ADHD 人士天赋异禀，但是他们却生活在分裂的自我之中，一方面他们知道自己应该要达到什么目标，但是另一方面他们又确实无法完成这些任务。

如果一个人很有天赋，却仍然没有发挥出自己的潜力，这个人可能一直会有一种不满足感。而如果一个人一直都在经历社交、学业和工作上的失败，这个人的自尊心会跌入谷底。神经心理学测试是 ADHD 评估中的重要组成部分。如果我们能够借此了解认知能力、执行功能与 ADHD 症状之间的关系，并特别关注 ADHD 与天赋之间的匹配状况，将有助于心理治疗方案的制订。对于许多 ADHD 未成年女孩和成年女性来说，她们没有机会修复自我形象，无法恢复对未来的信心，直到她们真正明白了自己身上出现的症状是如何以一种复杂的方式关联到一起的。

ADHD 的治疗不是让 ADHD 人士"坚持到底"或者"顺其自然"。在更深的层次上,理解 ADHD 是一种持续终生的失能,这关乎于欣赏并尊重不同人之间的个体差异。我们由此能够为 ADHD 人士量身定制相应的治疗方案和适应性措施。

O 女士和她关于思考的思考

O 女士坐在前排,面前播放着讲述自己生活的电影。她经常说,很显然,自己的大脑阻碍了电影情节的发展。这一点她非常清楚,却无法改变其进程。

"当然,这是一种痛苦,其他人似乎都对我的'ADHD 行为'感到惊讶,并且谴责我的做法。但事实是,我往往对自己更加苛刻。为什么这次我就不能做好呢?为什么我就不能抑制这种感觉或冲动,而是选择坚持到底,从另一条进路试一试呢?为什么我总是看到自己扮演主角的每部电影,都有同样的悲惨结局?

"我其实最难理解的一点是,根据我的 ADHD 评估报告,我其实相当聪明。据我的心理医生说,我的智商高达 153。我总是试图掩盖我的这个惊天秘密,因为很多人过去都跟我说我肯定是有什么智力方面或者精神方面的障碍。真的,我不认为他们的结论毫无道理——毕竟,我总是发现,即使是最简单的事情也很难按我预想的方式展开。我真的不知道如何处理这些新信息。在很多方面我的情况都是这样喜忧参半。这些年来,我对自己的想法和评价都是负面的、消极的、贬低的。所有那些按说轻而易举的事情我却做不到。所有这一切都让我感到十分难过,我感觉自己就是和别人不一样,我不配感受到快乐,不配拥有成功。我想我还有很长的路要走，但至少我现在已经开始了一个新的电影剧本。"

许多天赋异禀的 ADHD 人士描述的问题，可能并不是元认知能力不足导致的；恰恰相反，他们的元认知能力非常好，智商也很高。真正的问题其实在于他们拥有的认知技能和他们的元认知能力并不匹配。强大的智力和薄弱的执行功能相结合，几乎不会对人的自尊心和自信心带来任何好处。

ADHD 与人生智慧

迪利普·V. 杰斯特（Dilip V. Jeste）是美国精神医学家和神经科学家，他结合印度的神话史诗《薄伽梵歌》（Bhagavad Gita）中的经典内容思考现代神经科学中关于智慧的概念。

杰斯特考察了智慧定义中的不同方面。通过了解他关于智慧的观点，我们可以理解为什么许多 ADHD 人士并不总是认为自己特别聪明，尽管他们的实际智力水平相当出色。

首先，杰斯特强调了智慧中的社交技巧和开放性。这关系到我们处理他人想法和观点的能力，而他人所持有的想法和观点可能与我们的不同，我们的同理心特质、对他人的兴趣，以及在做决定时考虑他人的程度也都会参与其中。

然后，杰斯特指出了具备智慧的一些关键特征，这些特征与许多 ADHD 人士对自己的描述形成了鲜明的对比，这使问题变得复杂起来。在杰斯特的模型中，智慧需要情绪调节、自我洞察和决心——也就是说，智慧也包括对自身情绪及其表达方式的控制。

ADHD 人士在自我洞察和内省方面出现了问题，这使得他们难以根据最佳信息做出最好的决定。ADHD 人士往往觉得事情不可预测，并且经常会在信息不足的情况下做出轻率的决定。以杰斯特关于智慧的观点，就容易理解，为什么尽管有些 ADHD 人士非常聪明、很有天赋，但他们仍然觉得自己非常愚蠢。

只要我们能够准确理解 ADHD 人士所遇到的困难，为他们提供正确的支持和有效的策略，这些困难都是可以得到解决和补偿的。这或许能回答为什么我们周围有如此聪明绝顶且同时有 ADHD 的人。

艾女士和多虑的脑

艾女士想要谈谈她自己的故事。她无法做出任何决定，甚至包括那些最微不足道的选择。她容易纠结于那些已经出错的事情上，或者一直在回想那些她自己做过的糟糕选择。

"这确实很奇怪。我特别健忘，而且容易分心，但是对于那些我最想忘记的事情，我却记忆犹新。我现在已经 38 岁了，但是我仍然可以回忆起十年前我在学校里对别人说过的蠢话，还有在工作中做过的蠢事。我会完全陷入自己的思维循环，一直在思考我到底哪些地方做错了，我应该要做什么，以及为什么我当时没有做正确的事情。我想起的这些事情，通常是让我觉得自己非常出丑的。

"我被自己多虑的脑苦苦折磨着。我知道，覆水难收，做过的事情无法挽回。我脑中理性的那部分告诉我，其他人可能早就忘记了那些事。他们也可能一开始压根就没有注意到。

"我在做 ADHD 评估时,心理医生告诉我,ADHD 人士对一些事情反复回想是很常见的。她说,生活里总是充满着冲动行为、注意力不集中和执行能力减退会带来很多后果,其中一个后果就是人很容易在信息不足或存在偏差的情况下做出草率的决定。顿时,我豁然开朗。我是一个犯过很多错误的人,因此多虑可能是一种对功能失调的防御机制,这能帮助我不再犯那些令自己感到痛苦的错误。

"原则上,反复思考和内省能够帮助我不再犯之前的错误,不再会因此感到羞愧。但是事实上,我的多虑并没有产生这样的效果,反而制造了另一个阻碍我感知社会信号的屏障。过去的那些痛苦和失败体验在我脑海中萦绕始终。

"自从我被诊断出有 ADHD 以来,各种见解和支持意见给我带来了很大的帮助,尤其让我意识到了自己有容易陷进自己的思绪里出不来的倾向。然而,我开始服用的第一种药物,却使我的思维更加僵化,我反而更加难以自拔地沉浸在自己的思绪里。我发现自己在这段时间里,比我服药前更加难以进行灵活的思考。我尝试的第二种药物没有这种副作用,而且真的很有帮助。

"这并不是说药物本身能帮助我从思虑中走出来,而是它能够帮助我接受他人的建议,并找到更好的策略。我的多虑不再是我每天感到痛苦或者生活受阻的原因。

"在我被诊断有 ADHD 之前,我接受了几次 CBT 治疗,但都没有任何持久的效果,我总是在几周内重新陷入同样的沉思状态。现在我在药物的帮助下似乎恢复了正常,并且治疗师的意见确实对我产生了影响。我不需要了解更多的事实,而需要在更深的层次上,理解为什么我的大脑如此容易被那些事情所困扰。在我深入了解了自己的大脑是如何运转的之后,我不再自寻烦恼,从容应对 ADHD 带给我的每一个挑战。"

第 11 章　岁月如流
——那些有 ADHD 的老人

ADHD 与孤独的生活

大多数研究都认为，大约有 5%~7% 的儿童和青少年符合 ADHD 的诊断标准。但是，又有多少有 ADHD 的老人呢？那些有 ADHD 的老人，经常被人看成是内心绝望或者懒惰成性的人。但事实上，现在有许多老人，往往是在子女或孙辈身上看到了与自己一样的问题后，开始思考自己人生中的挣扎经历，并重新审视自己的生活模式。

他们通常会描述自己过着一种逆风前行的生活，同时他们也常常有一种无法控制的欲望，自己再重新活一遍，而这种欲望通常也伴随着具有解放意义的自我抽离（self-distance）与实用主义思想。

很多人会说，他们终于明白了为什么自己的童年会如此混乱且充满了冲突。仅仅凭借着这种洞察力就能治愈许多创伤，即使这种治愈过了数十年之后才姗姗来迟。许多老人说自己过着一种疲惫的生活，生活中充满了工作上的失败和亲密关系的破裂，别人往往难以理解，还会对他们评头论足，进而导致自尊的丧失。当自己的工作和家庭事务按既定的模式发展，或许还有一个得力的伴侣把他们的生活安排得井然有序时，许多人也会时不时地找到一些对他们有效的应对策略。但也有许多人会说，当自己身处不断发生变化的环境中，例如工作发生变动，或者失去了心爱的伴侣时，这些生活结构和既定模式会轰然倒塌。事实上，正是这位伴侣提供了关键的支持，创建了重要的结构，而旁人对此一无所知。

就在不久前，对成年人进行 ADHD 评估和诊断还是非常不寻常的。尽管对成人 ADHD 的研究迅速增多，但目前我们并没有多少关于 ADHD 如何影响中年人和 50 岁以上成年人的研究。所有研究都认为，ADHD 是一种重要的障碍，它会给人带来严重的危害，在中老年群体中也是如此。然而，在现实中，绝大多数有 ADHD 的老人没有获得正式的诊断。

目前，65 岁以上的女性被诊断有 ADHD 是相当少见的。大量的中老年女性因有 ADHD 而在困境中苦苦挣扎，从未得到正确的支持和治疗。

如果我们能更好地理解 ADHD 的神经精神医学诊断，以及这种障碍在人一生中的不同阶段是如何表现的，我们将受益匪浅。ADHD 女性不仅面临更多共病的风险，还面临更多与生活方式相关的疾病风险，例如肥胖、心血管疾病、消化道疾病和疼痛。因此，即使这些女性没有被正式诊断为 ADHD，她们一般在医疗保健系统内已经被诊断有某种疾病，并接受了相应的治疗。

我们可以通过代际和生命周期的视角看待ADHD所导致的负面后果，并基于这一视角采取预防的方式。绝大多数有ADHD的中老年女性，终其一生都无法理解，究竟是什么给她们带来了一次又一次的伤害和失败。她们描述自己因个性原因而被排斥的经历，这和ADHD年轻女性所描述的相同。但她们也表示，在获得了ADHD的诊断后，她们更容易接纳自己了，她们也更容易找到有效的策略处理自己的困难，即使已处于晚年阶段。

ADHD？失智症？还是两者兼有？

我们过去认为，ADHD这一诊断主要针对的是年轻人。因此，过去很少有研究关注ADHD在老龄人群中的情况，很少有研究者在老年人中开展过像失智症研究这样的ADHD调查。然而，由于现在我们知道，ADHD通常伴随个体终生，人们对ADHD在更长一段时间内的表现和影响越来越感兴趣。

区分ADHD和其他与衰老相关的神经退行性疾病可能是一个棘手的任务，尤其是ADHD人士中出现的一些精神障碍，如注意力不集中、健忘、心理耐力下降、难以进行规划组织或者进行多任务处理等，这些都和老龄人群中失智症的早期症状非常类似。此外，其他精神状况，例如失眠、抑郁和焦虑，在失智症中很常见，在有ADHD的成年人中也很普遍。这种情况可能使我们难以判断，对于那些因身体出现问题而寻求临床诊疗的老年人，到底是什么导致了他们的记忆力下降和日常功能的衰退。

目前我们知道得太少，无法给出确切的原因，但是ADHD可能增加个体得失智症的风险。目前的证据显示，肥胖、吸烟、酗酒等风险性因素可能导致人罹患失智症，而不是ADHD。目前有研究者正在调查，如果一个人有ADHD，其衰老的神经系统承受了相应的压力，是否会使其患上失智症的风险升高。

在许多情况下，即使就诊者进行了细致的身体检查，排除了其他潜在的原因后，医生也不会做出失智症的诊断。对于ADHD女性，她想要解决的问题，其实在她整个生命里以不同的形式一直存在。

目前，我们还没有任何关于65岁以上人群应如何服用ADHD药物进行治疗的循证指南，主要是因为这个群体被排除在药物效果和安全性的研究之外。在临床实践中，这又涉及风险效益评估，我们需要权衡就诊者ADHD症状的严重程度、药物治疗的预期效果、个体风险因素，以及不进行ADHD治疗的后果，这些都要纳入考虑范围。

重要的是，不论是年轻还是年长的女性，养成更健康的生活习惯永远不晚。在适当的环境下，调整生活方式，避免所有与ADHD相关的风险性因素。

渴望睡眠的欧女士

当欧女士来到我的诊所接受ADHD评估时，她已经72岁了。她既疲惫又孤独。她告诉我她的生活中充满了各种各样的问题，她想了解这些问题产生的原因。

"我内心里一直躁动不安。当我还是个小女孩的时候，我就从

第 11 章 岁月如流——那些有 ADHD 的老人

来不想着要睡觉。我记得,我小时候又吵又闹,而且我坐在教室外面的时间比坐在教室里面的时间还要长。但是我仍然觉得自己很受欢迎。我认为我身边的大人和老师们都能接受我,尽管我作为一个女孩还这么闹腾,这在那个年代确实是一件不太正常的事情。但是从初中开始,我的生活就被一种欲望所控制,我按捺不住那颗躁动的心。我总是睡不着觉,小时候有一段时间,我甚至住进了精神病院,因为我妈妈已经精疲力尽了,医生们都不知道怎样才能让我安定下来,怎样才能不让我这么亢奋。当我还是小孩的时候,我就被注射过大量的镇静剂。我想他们只能靠药物让我消停,他们也不知道我到底怎么了。

"在我十几岁的时候,我总是让自己忙个不停。我过着刺激而又狂野的生活,我参加了很多派对、常常辍学、到处旅行、狂飙摩托——没错,我会做任何能让我有感觉的事情。或者更确切地说,这些事情可以让我不再有太多的感觉。我一直有一种持续的内驱力,而且似乎没有任何方向。我只想做点什么,把事情做好,继续前进。我酗酒,频繁更换工作和伴侣。我最大的悲哀莫过于我的三个孩子,三个孩子有各自的父亲,我从来没有对他们产生任何亲密的感情。他们在各自的父亲、周围的亲戚和社会福利机构的照料下长大了,到现在他们也不想认我这个母亲。我想我永远也不会认识我的孙子孙女。我一生都在不停奔波,不停地奔跑。我采取了各种各样的方法想止住我内心的躁动。有一段时间我慢跑,直到膝盖出现了问题,我不得不放弃这项运动。我开始酗酒吸毒。但奇怪的是,每当事情开始失控时,总好像有只隐形之手替我拉上手刹。我参加了匿名戒酒会和匿名戒毒会,还参加了很多五花八门的支持团体。这些团体可能会在某些方面对我有所帮助，但这只不过是隔靴搔痒罢了。我从来没有感到自己不想活了，我只是觉得我不能这样活。我的身体和灵魂再也无法忍受，它们早已千疮百孔。我只想睡个好觉。"

第 12 章　个人干预与专业治疗

许多人在被诊断有 ADHD 时,甚至会感到宽慰,并且对未来充满希望。从确诊的那一刻他们开始了新的生活,他们对自己有了新的了解,也获得了新的工具。然而,遗憾的是,并不是每个人都得到了他们所希望的治疗和支持。

B-M女士及ADHD治疗

B-M 女士刚刚接受了评估,并被确诊为 ADHD。她很震惊,但也松了一口气,同时还有点难过,因为这些年来她一直生活在错误的解释模型之中,也没有使用正确的工具箱。

"在反馈过程中,心理医生告诉我,我可以提前准备三种不同的'信息包',其中包括了关于我自己 ADHD 状况的信息,这样我就可以随时将其告知我周围的人。这个办法很有用,这样我就有机会跟别人讲述我的故事。别人常常对我说:'像你这样聪明的女人不可能有 ADHD。'又或者说:'好吧,现在好像每个人都有 ADHD。如果我去看心理医生,我敢打赌,我也会被确诊。'当别人讲出这些蠢话时,我常常与他们陷入令人烦恼的争论之中,还要为自己努力辩护,这让我感到愤怒和沮丧。我只想尖叫地告诉他们：'你没有失能！无知和笨拙并不是失能，你没有什么可担心的！'现在，我有了不同大小的'信息包'，我已经准备好迎接别人的质问了，我可以不再那么情绪化了。这对我好，对其他人更好。"

多模态治疗

多模态治疗（multimodal treatment）是推荐给被确诊为ADHD的儿童和成人的循证治疗方法。"多模态"指的是对个体进行三种不同类型的治疗：心理教育（关于ADHD的教育和知识）、认知辅助（日常的支持和辅助技术）和药物治疗。

心理教育

在个体获得ADHD的诊断之后，接下来要做的就是提升其日常功能和幸福感，这同时也会让我们对ADHD的本质以及它带来的问题有了更深入的了解。这种支持性的干预方式被称为心理教育，其中包括不同形式的ADHD教育，以及针对日常中的实际问题提供实用的解决方式与建议。

这种干预可以通过各种不同的形式展开，包括父母支持计划和成人及其亲属间的小组会谈等。这么做是为了给ADHD人士及其亲友提供更多知识与信息，以此帮助他们选择最好的治疗方案，并获得一定的社会支持。同时，我们也会将与ADHD相关的信息提供给ADHD人士及其亲友，包括期刊论文、小册子、互联网链接以及兴趣小组信息等，帮助他们快速地找到自己需要的内容。

认知辅助——记忆辅助与日常功能辅助

有 ADHD 的儿童和成人通常需要一些具体的支持措施，来帮助其构建日常生活、处理日常事务、记住工作任务以及遵守日程规划。这些认知辅助工具旨在补偿 ADHD 人士在认知和执行方面的欠缺，使他们能够规划一天的行程，记得各种事务何时开始，准时到达约定的地点，同时也能帮助他们更好地休息，提高睡眠质量。

这些认知辅助工具涵盖的范围非常广泛，从实用性强、相对简单、技术含量较低的工具（如闹钟、备忘录或重量毯，等等），到更先进的高科技数字辅助设备（例如提醒服药时间的软件，或者为用户提供不同活动或会议场所之间行程所需时间的程序，等等）。

药物治疗

药物治疗的目的是减轻与 ADHD 相关的表现，增强日常功能，提高生活质量，预防 ADHD 可能带来的常见后果，例如自卑感，以及降低精神和生理方面各种疾病的发生率。

药物本身几乎无法直接给 ADHD 人士带来生活的秩序感。这些药物不会帮助他们立刻坐下写家庭作业，也不会让他们马上打开一个 Excel 表格文件开始规划自己的生活。药物更多地被视为一种重要的支持手段，它能够让生活按照 ADHD 人士想要的方式运转，这就好像救生衣一样，你还是需要自己划水，但是药物可以帮助你不会一直沉下去或者呛水，这样一来游泳就会变得容易许多。

改善 ADHD 的生活方式

定期锻炼对我们大家都很重要。有趣的是，科学研究也清楚地表明，如果你有 ADHD，体育活动对你特别有益。许多研究都指向相同的结论：锻炼对脑有积极的影响，可以帮助脑正常发育，维持脑的日常功能。

进行长时间不间断的体育活动，可以提高我们脉搏和呼吸的频率，同时身体会释放某些激素和物质到血液中。我们发现，通过这些内源性物质的增强，锻炼可以对 ADHD 的核心症状起到和药物类似的改善效果，虽然效果没有药物治疗那么大。更重要的一点是，药物和运动在疗效方面似乎是相互促进的。

究竟做哪种锻炼其实并不重要，老话说"行胜于言"，只要能让身体动起来，都是好的锻炼，这一点非常适用于 ADHD 人士。即使简单的或者仅仅持续一小会儿的锻炼也是好的，当然规律且长期坚持的体育运动给人的身体带来的益处更大。遗憾的是，许多 ADHD 人士表示，他们很难有规律地去做任何事情，即使他们知道这对自己有好处。

锻炼和体育活动不仅能提高集中注意力的能力，还能够帮助我们提高做出明智决策的能力或者随机应变的能力。运动能够增强体质，减少不健康的生活方式带来的问题，减轻 ADHD 的症状，以及减少患肥胖、心血管疾病和失智症的风险。除此之外，锻炼也能降低患上精神障碍共病的风险。焦虑、抑郁和失眠是让许多 ADHD 人士感到非常痛苦的常见原因，而所有这些情况都可以通过有规律的体育活动得到改善和缓解。如果你对 ADHD 和锻炼之间的关系很感兴趣，想知道我们目前在这个迅速发展的小领域中取得了哪些进展，你可以参考最近发表的一篇文献综述。[①]

药物治疗

精神科医生在神经精神评估中起到了关键的作用，尽管通常来讲他们的作用相比于临床心理学家会稍小一点，但是他们在某些情况下会直接影响 ADHD 的诊断。他们需要确保能够准确识别和描述每种生理和精神共病现象，并且确保个体的症状除了 ADHD 之外，没有其他更合理的精神或生理疾病解释。

精神科医生还需要检查确诊为 ADHD 的个体是否存在任何特殊的医疗状况，确认某些药物在这些个体身上应该被禁止或谨慎使用。接着，主治医生会按照与就诊者共同决策的治疗方案，负责进行接下来的药物治疗。

ADHD 药物治疗的历史

我们知道，某些化学物质（如中枢兴奋剂）对于 ADHD 的核心症状会产生影响，而我们关于 ADHD 的知识很大程度上也来源

[①] Christiansen, L., Beck, M.M., Bilenberg, N. et al. Effects of exercise on cognitive performance in children and adolescents with ADHD: Potential mechanisms and evidence-based recommendations. Journal of Clinical Medicine, 2019; 8(6):841.

于此。一个幸运的巧合是，在20世纪30年代末，美国医生查尔斯·布拉德利（Charles Bradley）发现，苯丙胺类的药物有助于改善学习困难儿童的多动症状、社交技能和学业成绩。[①]这一发现几乎被人们所遗忘，直到1954年一种苯丙胺类的新药哌甲酯缓释片（methylphenidate）重新被引入美国。哌甲酯缓释片最初是用于治疗成人的异常疲劳、抑郁、康复期中的身体虚弱、注意力不足和记忆障碍的，后来它也被批准用于治疗ADHD儿童和成人。几年后，在20世纪60年代，人们发现并引进了另一类中枢神经兴奋剂——右苯丙胺（dexamphetamines）。从那时起，这两大类ADHD药物得到了迅速发展，我们现在研发出了这两类药物的速释、缓释和长效制剂，以此更好地适应个体治疗方案。

ADHD的现代治疗方式

今天，我们有三类不同的药物、五种不同的物质被批准用于治疗ADHD：三种中枢神经兴奋剂（哌甲酯、右苯丙胺和赖氨酸右苯丙胺）、一种抗抑郁药（托莫西汀）和一种抗肾上腺素药物（胍法辛）。

有大量的经验证据和临床实验表明，用于治疗ADHD的药物是安全有效的。很少有其他药物会比治疗ADHD的药物得到更深入的研究，这很大程度上要归因于这些药物被用于治疗青少年和儿童。大多数的研究都揭示，大约70%接受ADHD药物治疗的

[①] 编注：文中所涉药的使用情况具有地域性，实际生活中读者请遵医嘱。

人的 ADHD 核心症状得到缓解。严重的不良反应很少发生，大多数常见的副作用也只是暂时的，而且可以通过变换不同的药物或者调整剂量控制不良反应的发生。

然而，出于实践和经济方面可行性的原因，我们目前的研究实际上还非常有限。例如，至少根据我们今天所使用的研究方法和研究设计，我们不可能对随机分配到不同治疗方案的个体进行多年的长期追踪。尽管我们现在对 ADHD 的治疗进行了大量的纵向随访研究，并且这些研究都呈现出 ADHD 的治疗带来了有益的效果，个体没有出现严重或长期的副作用，但是对于那些没有被纳入研究的群体而言，我们很难说这样的长期效果也能得到很好的保证。

然而，ADHD 药物治疗也并非 ADHD 治疗的全部。为了提升 ADHD 人士的日常功能，我们还有很多事情可以做，例如我们可以基于另外两种 ADHD 循证治疗的模式为 ADHD 人士提供帮助——心理教育与认知辅助。但是，药物治疗对于其他干预措施的成功至关重要。个体对某种药物的反应是非常个人化的，很少有人能一次就找到正确的治疗药物。通常来讲，治疗需要个体、家属和医疗团队之间密切合作，制定个性化的治疗策略，优化药物剂量的选择，以实现控制症状的最佳效果。

一旦确定了合适的药物种类及其剂量，并且没有产生不可接受的不良反应或风险时，我们就可以展开治疗了。

L女士和她的ADHD药物

"我第一次服用 ADHD 药物是在 20 岁的时候。很长一段时间以来，我一直就很不愿意服用这些药物，心里也感到有点害怕。

我读了很多ADHD药物治疗方面的材料，很多人似乎也觉得药物治疗是多此一举。有些人甚至说，这些药物对健康有害。我内心有点抗拒，我不想被认为是一个需要吃药才能正常工作的人。事实上，我自己在服药后也有一些挫败感。

"我不能说我服用药物之后的最初体验有多好。我知道有些人，他们服用ADHD药物后，马上就觉得一切都变得井井有条，突然就恢复了正常的生活。对我来说并不是这样的。我不得不花很长时间测试不同的药物种类和服用剂量。药物还对我产生了副作用，我感到非常焦虑，我和我的医生商讨了很多次。我不知道接下来会发生什么，不知道我会有什么感觉，不知道副作用是否会过去，也不知道自己是否服用了正确的剂量。

"最后，我们制定了一个对我可能有效的策略。自然，理想情况其实不应该是我必须通过吃药熬过一天。但就我个人而言，吃药是值得的。当我得到诊断并开始药物治疗时，我明白了，我不用再像过去那样挣扎！我终于意识到，其他人实际上并没有像我一样过着这么艰难的生活。尽管这是一个奇怪的见解，但也是一个巨大的解脱。"

我们是在给ADHD人士提供毒品吗？

不难理解，父母在不得不决定让他们的孩子进行药物治疗时，他们备感折磨，因为他们认为ADHD应该是孩子个性的一部分。正如我之前说过的，ADHD并不是一种可以完全治愈的障碍，我们只能治疗ADHD引起的功能障碍，我们称之为"失能"

或"功能异常"。此外,经常用于治疗 ADHD 的药物是中枢兴奋剂,其化学成分与某些易成瘾的毒品是类似的(如果不是完全相同的话)。

而且,我们用兴奋剂类药物治疗 ADHD,似乎也有些矛盾,很多人觉得 ADHD 的核心症状就是多动,服用兴奋剂难道不会让 ADHD 更严重吗?但是,当我们理解了许多 ADHD 人士描述自己躁动不安背后的原因之后,这一治疗逻辑是显而易见的。

如前所述(第二章中关于脑的讨论),正是脑中与清醒和注意力相关的部分出现功能不足的问题,导致了许多与 ADHD 相关的症状。从某种意义上讲,我们可以说 ADHD 人士的脑很难通过持续输入保持清醒状态。而某些药物能够提高或稳定人体内多巴胺和去甲肾上腺素的水平,增加脑中某些部分的信号活动,这可以让人感到更温和、更平静,也能够更稳定地专注于眼前的任务。

我们怎样才能知道我们现在所做的事情是否正确呢?用药物治疗 ADHD 存在什么风险或负面效果吗?这些确实是,而且也永远是那些 ADHD 儿童的父母、ADHD 成年人以及开处方的医生们,在做出使用药物治疗的决定之前应该问自己的问题。我们做出的所有医疗决策,都必须基于目前我们所掌握的最新知识,以此确定对每个个体来说,最有效并且最合适的治疗方法。

幸运的是,如上所述,ADHD 药物是我们目前研究得最多的药物之一,主要是因为它们是用于治疗儿童生理和精神发育方面的问题。不幸的是,正如本书反复提到的,大多数研究都是以未成年男孩和成年男性为研究对象展开的。尽管如此,我们今天对 ADHD 药物确实获得了更多的了解，如果就诊者以正确的方式服用药物，并且遵循经验丰富的医生的指示，这些 ADHD 药物是安全有效的。出于某些我们尚不清楚的原因，获得药物治疗的 ADHD 未成年女孩的比例会更少一些，尽管我们已经证明了 ADHD 药物在男孩和女孩身上是同样有效的。

ADHD 成年人和 ADHD 儿童的父母经常表达出来的一个共同担忧是，ADHD 药物是否存在潜在的风险。许多人想知道自己服用 ADHD 药物后是否有成瘾的风险，或者儿童在服用 ADHD 药物后，是否会更趋于吸食成瘾物质。在过去的几年里，我们得出了一些结论。大量的独立研究和目前的共识都说明了，对于上述这些问题的回答是否定的。这是非常清楚的。

正如我们所看到的，不管出于什么原因，ADHD 人士与那些没有 ADHD 的同龄人相比，更有可能产生药物依赖的问题，这是相当有害的。但绝大多数已发表的研究论文表明，尽早诊断 ADHD 并进行正确的药物干预，将会大大降低未来发生物质滥用问题的可能性。尽管讨论药物治疗可能导致的风险很重要，但人们可能不禁会好奇，为什么我们很少讨论不用药的风险，而这个问题背后的科学事实确实令人感到沮丧和担忧。

这个事实就是，治疗 ADHD 的中枢兴奋剂可能会被用于非医疗的环境。在最糟糕的情况下，ADHD 药物还会被滥用。特别是对于那些能够快速作用或直接作用于神经的中枢兴奋剂药物，情况尤为如此。所有能够引发大脑多巴胺水平升高的物质，都有可能被人们用于"娱乐"，变成毒品——也就是说，这些物质能够改变一个人的精神状态，让人有"嗑嗨了"的感觉。正是由于这个原因，中枢兴奋剂被列为严格管控的药物——也就是说，它们被归类为麻醉药品。

如果短效 ADHD 药物没有按照医生开具的处方服用，或者被错误服用，或者是服用过量，那么这些药物真的有可能会带来有害的后果，例如成瘾。ADHD 人士明确地按照治疗指南和处方服用药物，医生及时随访他们的情况，都有助于降低出现这类问题的风险。

结　语

　　为什么我认为写一本专门关注于 ADHD 女性的书是必要的？这种终身损伤造成的苦难，对男性和女性来说不应该都是一样的吗？对排斥、羞耻、污名和失败体验的描述，难道不都是非常私人化和个性化的吗？难道这些感受会受到性别和文化背景的限制吗？我们对这些问题的回答，当然既有肯定的，也有否定的。

　　像 ADHD 这样的诊断永远需要放在个体的语境下进行考量，因为不同的人对其 ADHD 症状的描述是千差万别的，有时甚至会呈现完全不一样的图景。而这些差异会体现在个体的功能和行为方面，在某种程度上我们与他人共享的人格特质，同样或多或少地受到来自 ADHD 的不同影响。换句话说，不同的 ADHD 人士之间存在巨大的个体差异，ADHD 的诊断从来都不是独立于个体所处的社会环境之外的。

　　与 30 年前相比，今天我们做出 ADHD 诊断的频率会更高。

　　媒体上很多人都在讨论 ADHD 诊断正在经历一种"通货膨胀"，但是这些最响亮并且最有影响力的声音往往来自经验不足的个体、记者和其他领域的专家。对于我们这些从事研究的科学家，以及那些一生逆风前行的 ADHD 人士来说，这种言论即使不令人感到非常不快，至少也对我们数十年来出色且高质量研究进行了严重且极其无知的否定。

确实，ADHD容易被过度诊断。就像所有其他的医学诊断一样，当我们没有搞清楚其背后明确的原因，或者在没有掌握对其进行客观测量的确切方法时，过度诊断就会发生。粗心和武断的医学诊断往往会带来非常错误的严重后果，而且当这种"诊断滑坡"现象发生后，很多真正的ADHD人士会面临巨大的风险。如果我们误以为某人有ADHD，而他的情况实际上更适合另一种解释模型或诊断，这可能会耽误他获得有效治疗，并导致不必要的痛苦。过度诊断的最大危害之一，就是淡化了ADHD的危害本身。

ADHD未成年女孩和成年女性不仅要处理自身的诸多问题，还需应对ADHD诊断带来的偏见。也许，最严重的情况是，ADHD在未成年女孩和成年女性中的诊断仍然不足。一种过时且颠倒因果关系的说法这样解释ADHD的发生：ADHD是父母对孩子的养育不当导致的，例如孩子的成长环境不佳，或者父母对孩子过度保护，或者父母在孩子成长的过程中缺席，抑或孩子遭遇了创伤性事件，或是家庭缺乏有序安排。这种说法阻碍了许多人获得有效且可信的解释模型，使他们难以理解这些困难为何会伴随终生。

正确的诊断和解释往往是无价的。通常来说，正确的解释能让一些人恍然大悟：为什么自己一生都显得如此笨拙？为什么自己总是会陷入同样的困境？为什么来自他人的"好"建议和医疗专业人员的干预总是无效？对这些问题有了充分的理解，可能会带来深远的影响。

许多女性在接受这一颇具争议的诊断之后，开始寻求变化，自我关怀，并能够根据自己的需求和事情的优先顺序采取行动。

很多 ADHD 女性会不断尝试，一次又一次地重新开始，想要再努力一点。然而，结果是，无论她们如何反复解释并做出承诺，其家人、朋友和同事仍然觉得一切没有改变。此时，这些解释就变成了空洞的借口，进一步削弱了她们对自身能力的信心。

ADHD 未成年女孩和成年女性在成长过程中难以调节能量水平，常常表现出过度活跃、反应冲动和情绪不稳定。这不仅对她们自身是一个巨大的挑战，对她们的父母、伴侣和朋友来说也是如此。她们需要安全感，在他人的支持下，她们才能有精力和勇气继续奋斗并做出尝试，尽管她们时常遇到挫折。

本书关注的一个主题是，为什么我们很难识别出有 ADHD 的未成年女孩和成年女性？我们为什么很难给她们提供合适的帮助与支持？未来又会怎样呢？我猜想，二十年后的人们读到这本书时，发现二十年前的我们在 ADHD 女性的研究领域中，不仅知识匮乏，治疗也极其落后，他们会不会感到十分震惊？我希望如此。

致　谢

　　如果没有我接触过的就诊者们给我提供的那些精彩故事，这本书是不可能完成的。你们每天都在教给我一些在教材或科学期刊上读不到的知识。正是你们分享了自己的故事，并阅读和评价我的写作，才使这本书呈现出现在的样子，并能帮助到其他可能与你们有相似经历的人。我由衷地感谢你们。

　　同时，我也想感谢我所有的挚友和同事，你们给我提供了真诚、富有洞见且非常详细的反馈意见。这本书可以说是集体智慧的结晶，感谢你们帮助我完成这本书的写作。

　　下面，我想特别感谢一些人：

　　亚当·凯泽（Adam Kayser），我衷心地感谢你。如果没有你慷慨的捐赠，这本书不可能从瑞典语翻译成英语。我衷心地希望你的朋友们在阅读英文版的过程中能够有愉快的体验。

　　我还要感谢出版界的朋友，他们值得信赖且知识渊博：瑞典的英格丽德·埃里克松（Ingrid Ericson）、丹麦的比亚克·拉森（Bjarke Larsen）、爱沙尼亚的陶诺·瓦赫特（Tauno Vahter）、韩国的林安迪（Andy Lim）和潘教授（Bahn），以及英国/美国/澳大利亚和新西兰的肖恩·汤森（Sean Townsend）。能与这么多敏锐、高效、聪慧、灵活的人共事，真是一种享受。

感谢我的朋友马库斯·海利希（Markus Heilig）教授，他是我们的事实核查员，不懈地为 ADHD 人士的观点和权利发声。

感谢亨里克·拉松（Henrik Larsson）教授，他是国际 ADHD 研究领域的权威专家，也是我当年的博士生导师，正是他促进了瑞典现代循证 ADHD 研究的发展。

感谢我的朋友莱娜·勃兰特（Lena Brandt），她是一名统计学家和学者，从因子计算到语法指导，感谢她帮我做的一切。

感谢昂内塔·赫尔斯特伦（Agneta Hellström），我亲爱的朋友和战友，感谢你如此慷慨地与我分享你的经验。

感谢伊丽莎白·费内尔（Elisabeth Fernell），她多年来对发育障碍及其本质的理解使她成为我宝贵的良师益友。

感谢克里斯廷·埃德马克（Christin Edmark），感谢她与我就 ADHD 人士的生活进行了很有启发的对话，感谢她播下了本书的种子。

感谢索菲·道（Sophie Dow），感谢她坚定不移、不知疲倦、无私奉献地传播了许多关于"消失的女孩"的循证知识。

感谢彼得拉·克兰茨·林德格伦（Petra Krantz Lindgren）、皮娅·雷恩·贝利安德（Pia Rehn Bergander）和赫勒纳·科普·卡尔纳（Helena Kopp Kallner），感谢她们在写作过程中给我提供的宝贵意见。

我还要感谢斯玛特精神科诊所（SMART Psykiatri）里的所有技术精湛、聪明能干的同事们——你们知道你们是谁。

特别感谢天才的翻译和编辑艾莉森·惠瑟（Alison Wheather），

她是一颗耀眼的明珠,确保了我和来访者的声音在翻译过程中不会有信息的丢失。

最后,要感谢佩尔(Per)、奈基(Nike)、克拉拉(Klara)、汉娜(Hanna)、亚历山大(Alexander)和菲利普(Filip)、基姆(Kim)、我的妈妈和爸爸。你们是我的全世界,我所取得的一切成就都归功于你们。

推荐阅读

Barkley, R.A. ADHD and the Nature of Self-Control. 2005. New York, NY: Guilford Press. ISBN 978 1 59385 2 313.

Barkley, R.A. Executive Functions. 2012. New York, NY: Guilford Press. ISBN 978 1 46250 5 357.[①]

Barkley, R.A. When an Adult You Love Has ADHD. 2016. Washington, DC: American Psychological Association. ISBN 978 1 43382 3 084.

Young, S., Adamo, N., ásgeirsdóttir, B.B. et al. Females with ADHD: An expert consensus statement taking a lifespan approach providing guidance for the identification and treatment of attention-deficit/ hyperactivity disorder in girls and women. BMC Psychiatry, 2020; 20(1):404.

---

① 编注:《执行功能全说明》(*Executive Functions*)中文简体版 2025 年由华夏出版社出版。

This is a translation of *ADHD Girls to Women：Getting on the Radar* by Lotta Borg Skoglund.
Copyright © Lotta Borg Skoglund 2024
Forewords copyright © Professor Susan Young and Ann-Kristin Sandberg 2024

北京市版权局著作权合同登记号：图字 01-2024-4763 号

图书在版编目（CIP）数据

看见她们：ADHD 女性的困境 /（瑞典）洛塔·博里·斯科格隆著；杨军洁译. -- 北京：华夏出版社有限公司，2025. -- ISBN 978-7-5222-0818-3

Ⅰ. R741

中国国家版本馆 CIP 数据核字第2024PW1115号

看见她们：ADHD 女性的困境

作　　者	[瑞典]洛塔·博里·斯科格隆
译　　者	杨军洁
策划编辑	李傲男
责任编辑	刘　畅
责任印制	顾瑞清
出版发行	华夏出版社有限公司
经　　销	新华书店
印　　装	三河市少明印务有限公司
版　　次	2025 年 3 月北京第 1 版 2025 年 3 月北京第 1 次印刷
开　　本	880×1230　1/32 开
印　　张	6.5
字　　数	140 千字
定　　价	49.00 元

华夏出版社有限公司 地址：北京市东直门外香河园北里 4 号
邮编：100028 网址：www.hxph.com.cn
电话：（010）64663331（转）
若发现本版图书有印装质量问题，请与我社营销中心联系调换。